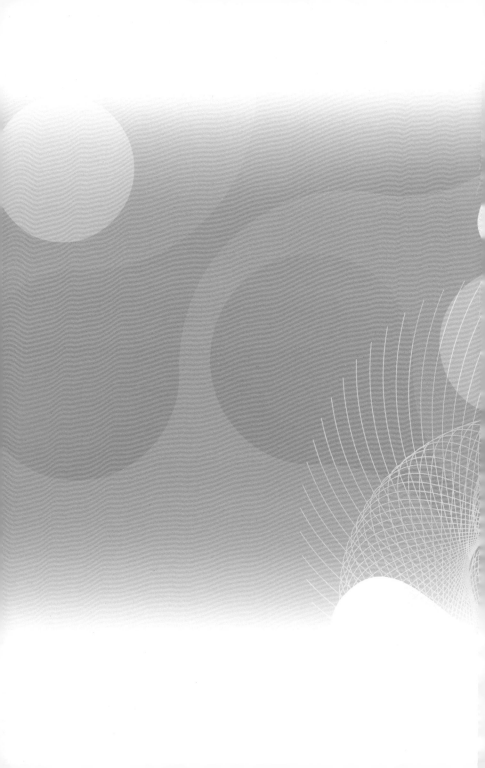

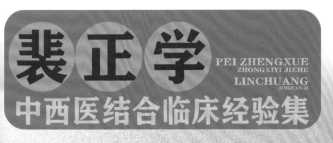

裴正学
中西医结合临床经验集

PEI ZHENGXUE
ZHONGXIYI JIEHE
LINCHUANG
JINGYAN JI

自身
免疫性疾病

ZISHEN MIANYIXING
JIBING

陈光艳 编

甘肃科学技术出版社

图书在版编目（CIP）数据

裴正学中西医结合临床经验集.自身免疫性疾病 /
黄邦荣主编.-- 兰州：甘肃科学技术出版社,2022.1
ISBN 978-7-5424-2907-0

Ⅰ.①裴… Ⅱ.①黄… Ⅲ.①自身免疫病–中西医结
合–临床医学–经验–中国–现代 Ⅳ.①R2-031

中国版本图书馆CIP数据核字(2022)第004392号

目录

第一章 裴正学教授谈自身免疫性疾病

　　自身免疫性疾病简称自免病，是人体自身变应原作用于敏感机体引起的免疫反应或敏感反应。现代西医学认为人体的免疫系统最基本的功能是识别或排出抗原性异物，即辨别"自我"和"非我"的功能，这主要表现在三方面：免疫保护功能、自身稳定功能和免疫监视功能。祖国医学早在2000多年前就形成了自己独特而完整的理论体系。《素问》"正气存内，邪不可干""邪之所凑，其气必虚"。在"正气"和"邪气"两种因素中，祖国医学强调了人身"正气"在发病方面的重要意义，明确提出了"正气存内"就是使人体免除"邪气"的干扰。《矛盾论》"外因是变化的条件，内因是变化的根据"，鉴于"正气"属于内在因素，"邪气"属于外来因素，中医强调"正气内虚"的致病作用是符合这一观点的。基于此，中医以"正虚"为致病之本，提出了扶正固本的治疗原则，其用意旨在发挥和动员人体的抗病能力，这种观点和现代免疫学之间存在着很大的共同性。由于当时人们认知水平和手段的局限性，并受当时哲学思想的影响，只能从宏观方面辩证地认识和解释人体的各种生理功能活动和病理现象，以阴阳五行为说理工具，以辩证抽象思维为方法进行阐述。

裴正学教授认为，目前临床上自身免疫病越来越多，比如发生在眼睛的虹睫炎、口腔的白塞病、鼻腔的过敏性鼻炎、咽部的过敏性咽炎、食管的 barrett 食管、胃肠道的克罗恩病和溃疡性结肠炎、乳腺的浆细胞性乳腺炎、皮肤的硬皮病和皮肌炎、肌肉的重症肌无力、肺的结节病、关节的类风湿性关节炎、强直性脊柱炎、血管的无脉病、结节性动脉周围炎、自身免疫性肝炎、系统性红斑狼疮，血液系统的特发性血小板减少性紫癜、血小板增多症、真性红细胞增多症、溶血性贫血等。此类疾病共同特点有血沉快、关节痛、高烧、皮疹、多器官损害、缠绵难愈等。但凡此类疾病西医常以激素治疗为首选，然有副作用、有反跳。裴正学教授曾说，四十年前在抢救重症肝炎患者时，黄疸很重的病人在使用地塞米松后，部分迅速好转，部分病人则加重病情甚至死亡，当时不清楚到底是什么原因，现在回忆，地塞米松有效者可能是自身免疫性肝病，无效者则可能不是。

人体的免疫系统有识别"自我"和"非我"的两大功能，当其发生紊乱之后则会出现自我识别错乱，就会把"自我"识为"非我"进行攻击，有时产生瀑布效应。瀑布效应会引起远离病变部位的两个或两个以上器官发生功能损害，出现多脏器衰竭（MSOF）。1977 年德国学者 Eseman 认为，由于某种刺激，局部病变会引起距离较远的部位出现瀑布效应，形成多脏器衰竭（MSOF）。1991 年欧美医学联合会将此定义为多脏器功能障碍综合征（MODS）。裴正学教授对瀑布效应的描述形象的比喻为：没有变态反应者就像将一块石头扔在地上没有多大变化；而有变态反应就像是手榴弹爆炸在地上，会产生很强烈的反应。因此在临床中，瀑布效应给外科带来了阴影，裴正学教授认为一个老年人不要轻易去做手术，难度较大的手术会引起免疫系统崩溃，甚至形成瀑布效应，造成MODS。目前外科手术越来越多，技术也越来越高，但是却忽视了局部手术是在一个人的整体上发生，整体能否承受局部手术的损害等问题，这对于西医而言是很有挑战性的。

裴正学教授认为，治疗自身免疫系统疾病，单纯使用激素及免疫抑制剂，从目前临床回顾性疗效而言，效果并不理想，且存在很大副作用。中医治疗的方法就是扶正固本。《素问》云"正气存内，邪不可干""邪之所凑，其气必虚"。正气的关键在脾、肾。肾主先天，脾主后天，扶正固本的根本就是健脾补肾。裴正学教授认为健脾主要是改善非特异性免疫；补肾主要是改善特异性免疫功能，特异性免疫主要是细胞免疫和体液免疫。在中西医结合领域，中医的扶正固本法不管是健脾还是补肾、不管是非特异性免疫还是特异性免疫，对自身免疫病都是非常重要的手段。当然，由于自免病复杂多变，临床表现各异，为了诊治的准确性，裴正学教授认为中医辨证治疗自免病，应首先从西医角度认识自免病病因、病机、诊断要点和治疗方法，明确西医诊断，而后再行中医辨证。目前他在临床上对此类疾病的辨证方法诸多，大致可分为祛风渗湿法、活血化瘀法、清热解毒法、滋阴降火法、扶正固本法、疏肝利胆法等。

1. 祛风渗湿法

风易与湿相合形成风湿，风性上扬而游走不定，湿性下注易袭阴位。风湿性关节炎疼痛游走不定，下肢沉重，血沉快。湿邪郁久化热，湿热相合则关节疼痛、发热。女性可见腹痛、白带增多、下身瘙痒等症状。治疗时可选用复方桑枝汤、桂枝芍药知母汤、千年牛头汤、五米牛骨汤、独活寄生汤、薏瓜自破汤、复方川草乌合剂等加减。

2. 活血化瘀法

病久入络，久病必瘀。皮肤黏膜出现红斑、关节肿痛、口腔溃疡、肝脾肿大、淋巴结肿大、实性占位性病变、炎性包块、舌下脉络迂曲等均属于瘀血范畴。中医有"治风先治血，血行风自灭"的治疗大法，常用方药为冠二、血府逐瘀汤、膈下逐瘀汤、裴氏大定风珠，川牛膝、赤芍、鸡血藤、三七、水蛭等。活血需结合行气，气行则血行，气滞则血瘀，故常配合使用木香、香附、枳壳、郁金等行气之品。

3. 清热解毒法

风为阳邪，与火相合，易致上呼吸道感染、扁桃体肿大、肺炎喘嗽。热极生风易致抽风惊厥，肝风内动易致抽搐震颤。关节肿痛，皮肤红斑，发热咽痛，白细胞升高，血沉快，舌质红，苔黄腻，脉弦滑数等均属于热毒炽盛。故治风先要灭火，火灭风自熄，可用裴氏五味消毒饮加减治疗。

4. 滋阴降火法

火易伤阴动血，阴虚则阳亢。若患者口干口渴，面目红赤，五心烦热，心烦急躁，面部红斑，失眠多梦，舌红少苔，则需滋阴降火，保胃气而存津液。方用三畜增液汤（虎杖、淫羊藿、菟丝子、玄参、生地、麦冬、女贞子、川续断、旱莲草、萆薢），此外，桂附八味丸、杞菊地黄汤、六味地黄汤、肾气丸等经方均可加减进退。

5. 扶正固本法

《素问》云"邪之所凑，其气必虚。"扶正固本可以提高机体免疫力，通过健脾补肾、补血养血等治法，可以获得满意疗效。方用兰州方（生地、山药、山萸肉、人参须、太子参、北沙参、潞党参、麦冬、五味子、桂枝、白芍、生姜、大枣、炙甘草、浮小麦）兰核三黑方（生地、山药、山萸肉、人参须、太子参、北沙参、潞党参、黑芝麻、黑枸杞、黑桑椹）、当归补血汤、归脾汤、补中益气汤、资生丸、升阳益胃汤、天王补心丹等加减。

6. 疏肝利胆法

风源于肝，火亦源于肝，木能生火，肝木火旺，必横克脾土，至肝胃不和，胃脘胀痛或两胁胀痛，口干口苦，小便黄溺，大便干结，舌苔厚腻等。常用胆胰合症方（柴胡、枳实、白芍、甘草、丹参、木香、草豆蔻、大黄、黄连、延胡索、川楝子、制乳香、制没药、干姜、金银花、连翘）加减。此外，小柴胡汤、疏凿饮子、十枣汤等方剂亦可加减使用。

7. 其他

临床上还有调和冲任、软坚散结、化痰燥湿、平肝潜阳等治法，医者可根据病情变化灵活应用。

此外，裴正学教授认为，下列单味中药可常用于自免病的加减治疗：麻黄、柴胡、生姜、蝉蜕、大黄、商陆、牡丹皮、黄芩、苦参、茯苓、猪苓、白花蛇舌草、山豆根、青蒿、秦艽、防己、威灵仙、雷公藤、五加皮、豨莶草、独活、肉桂、细辛、附子、乌头、丹参、三七、乳香、没药、三棱、莪术、水蛭、虻虫、川芎、桃仁、红花、牛膝、黄芪、甘草、淫羊藿、枸杞子、四物汤等。

总之，裴正学教授利用中医中药在治疗自免病上方法众多，但所有的治疗中均不离扶正固本之大法，在此基础上辨证分型，加减进退，让中医中药及早介入，利用祖先留下的丰富的方药辨证论证，收益颇佳。同时他认为，肿瘤的发生过程亦与自身免疫紊乱息息相关，肿瘤患者死亡时大多免疫功能极度下降，甚至免疫系统处于崩溃状态。除此之外，手术创伤、急性应激等状态下患者免疫系统多处于紊乱或低下状态，此时中医中药及时介入，具有提高患者自身免疫功能、防治复发、延长无病生存期（DFS）、延长生存期（FS），改善生存质量等优势。

裴正学教授是我国中西医结合大家，他提出"西医诊断，中医辨证；中药为主，西药为辅"的中西医结合十六字方针，所以在自身免疫病的诊治过程中，他注重中西医结合，他认为，自身免疫病在中医中药辨证论治的基础上，亦可与西药的胸腺肽、胸腺五肽、干扰素、白介素等长期配合使用，能进一步取得理想的疗效。

第二章 扶正培本与免疫

所谓"免疫"，即免患疾病之义。机体自身具有这种功能，谓免疫功能，这种功能是在进入机体的抗原刺激下，机体自身抗体形成而产生的，机体产生抗体，获得免疫的反应是免疫反应。这种反应是一种生理反应，能维持机体内在环境的相对稳定性，提高抗病能力，从而发挥机体的免疫监视作用，以防止突变细胞的增生和转移，这是正常的免疫反应。

早在两千多年前，祖国医学就有了类似免疫的记载，《素问》："真气从之，精神内守，病安从来""正气存内，邪不可干"，这里所述"真气""正气"能祛除病邪，使机体免于生病，说明祖国医学的"真气""正气"相当于机体的免疫系统。这种系统既可以免除传染性疾患（外因），又可以免患非传染性疾患（内因）。能免患传染性疾患（外因）的免疫功能相当于卫气，能免除非传染性疾患（内因）的免疫功能相当于元气，二者统属于正气（真气），关于气的概念祖国医学的传统观点如下：

先天之气 → 肾气（元气、原气）—— 来源于两肾，下寄于丹田

后天之气
- 呼吸之气 → 积于胸中
  - → 卫气（浊者脉外）
  - → 营气（清者脉内）
- → 水谷之气（"真气者，所受于天，与谷气并而充身也。"）

"卫气者，所以温分肉，充皮肤，肥腠理，司开阖也""卫气和则分肉解利，皮肤调柔，腠理致密矣。"可见卫气具有皮肤黏膜之屏障作用。一旦屏障作用减弱，外邪入侵，卫气奋起抗邪，与之相斗则为病。《素问·疟论》："卫气之所在，与邪气相合则病作。"若外邪侵入皮肤分肉之间，卫气可立即将外邪包围，则局部可形成痈疡，如《素问·风论》说："风气与太阳俱入，行诸脉俞，散于分肉之间，与卫气相干，其道不利，故使肌肉愤䐃而有疡。"《灵枢·痈疽篇》也指出："寒邪客于经络之中，则血泣，血泣则不通，不通则卫气归之，不得复反，故痈肿。寒气化为热，热胜则腐肉，肉腐则为脓。"上述经文说明卫气抵抗外邪的功能。结合现代医学认识，可以得出，祖国医学的卫气和现代医学的白细胞、吞噬细胞、淋巴结等具有相似的作用。卫气除了具有卫外作用外，对机体内在的组织脏器也有温熏保护作用。《素问·痹论》："卫者，水谷之悍气也，其气慓疾滑利，不能入于脉也，故循皮肤之中，分肉之间熏于肓膜，散于胸腹，逆其气则病，从其气则愈。"《灵枢·卫气行篇》："其始入于阴，常从足少阴注于肾，肾注于心，心注入肺，肺注入肝，肝注入脾，脾复注于肾为周。"这

说明五脏六腑均有卫气循行，如遇病邪则与之相斗。病邪太盛，卫气不能战胜，谓"逆其气"则病；病邪不盛，卫气胜之，谓"从其气"则愈。总之，卫气之作用，相当于现代医学"抗传染免疫"之作用。至于非传染免疫，祖国医学则认为，主要系正气中之元气在起作用。元气即原气，是先天之肾气，有元阴、元阳两类。它肩负着调整机体阴阳平衡之大任，《素问》谓"阴平阳秘，精神乃治；阴阳离决，精气乃绝"，这说明阴阳的失调是引致疾病的主要内在因素。机体阴阳失去平衡而致病，治疗原则就在于调理阴阳，调理阴阳之中枢"肾"，肾通过肾阴、肾阳，即元阴、元阳之作用而发挥其调节作用。

现代医学认为：机体免疫功能之稳定性系与机体垂体 – 肾上腺皮质轴密切联系的。脑垂体是免疫反应的主要环节，它通过 ACTH（促肾上腺皮质激素）之作用，促进肾上腺皮质激素的分泌，此激素系抑制和减少免疫反应的根本物质，同时垂体还分泌生长激素，籍以促进和增加免疫反应。这样机体的免疫功能便能得到相对的稳定。当然，垂体 – 肾上腺皮质系统之调节还受到神经系统、抗原抗体、淋巴因子等的影响。近年来国内研究成果表明，中医之肾，在很大程度上系垂体 – 肾上腺皮质系统，所谓肾阳增加抗体，即代表提高免疫功能，降低免疫反应之作用；所谓肾阴延长抗体生存时间，即代表降低免疫功能，提高免疫反应之作用。根据近年研究机体免疫活细胞之来源，和中医之肾不无关系。免疫活性细胞来源于骨髓干细胞，干细胞可分化成不同之 T 细胞、B 细胞，它们是机体特异性免疫——细胞免疫和体液免疫之物质基础。

《素问》"肾生骨髓"的论述，说明肾与免疫活性细胞之生成系有关系的。《灵枢》有"卫出下焦"之说，卫气源于中焦脾胃水谷之津，但要经过肾之转化才能变成具有防御作用之物质，如果说卫气在某种程度上指白细胞、淋巴细胞、吞噬细胞和其他网状内皮细胞，则"卫出下焦"之论断，确有一定的科学性。

综上所述，人体之免疫功能统称正气（真气），正气中有卫气、元气之分。卫气，司腠理，主开阖，生于水谷，源于脾胃，循行脉外，其性刚悍，具有保卫肌表，抗御外邪之特点，相当于现代医学之抗传染性免疫功能。元气有元阴、元阳之称，发源于肾，藏于丹田，系人身阴阳之总司，乃先天之本也。从现代医学观点看，相当于垂体丘脑系。卫气具有白细胞、吞噬细胞、淋巴结、网织内皮系统之作用，元气代表垂体-肾上腺系统，二者均与骨髓干细胞之生化相关，相当于现代医学之肾。因此《素问》"肾生骨髓"之论点是可信的。

近年来，由于生物化学和免疫化学之发展，发现人体中有 5 种免疫球蛋白，即 IgA、IgG、IgD、IgE、IgM，IgG 是典型之沉淀抗体，由浆细胞形成，进入血液。它系血清中体液抗体之主要成分，占成人血清抗体的 80% 左右，它对各种病毒、细菌、真菌、寄生虫、毒素等都有活性。

从免疫角度来说，机体受到抗原物质刺激，可出现免疫反应。免疫反应系一种生理反应，能维持机体内在环境之相对稳定性，提高抗病能力，抗御病原体之侵袭，发挥机体之免疫监视作用。这是正常之免疫反应，这必须要在机体正气旺盛，阴阳调和之情况下才可实现这种反应；反之就可出现异常反应，即机体免疫功能失调。这种异常之免疫反应，可呈现两种情况：①过高反应，表现为自体免疫性疾患。②过低反应，表现丧失抵抗力，反复患病。可见异常免疫反应，才能引起疾病。过低反应，往往系正气虚弱，机体反应性低下所致；过高反应，往往系邪气旺盛，病原之致病增强。治疗前者则须着重于扶正，对于后者则着重于祛邪。另外尚有表现免疫反应失调者，即扶正与祛邪相结合，是为攻补兼施之法。实验证明，扶正之中草药多具有增加、促进免疫之机能，提高机体之抗病力，尤其是多糖类植物，有增强网状内皮系统机能之作用，如人参、五味子、灵芝、党参、黄芪、沙参、玉竹、麦冬、何首乌、生地、女贞子、枸杞子、茯苓都含有生物活性多糖体，称为免疫中草药，能调动机体之免疫力。中医补肾方法，能提高机体免疫力，改善机体免疫状态，而且能调节体内免疫功能相对稳定，有人对肾阳虚患者，测定反应免疫水平之玫瑰花结试验，发现 T 细胞比值很低，给予补肾中药后，T 细胞比值逐步上升，临床症状也相应改善。也有人从体液免疫之角度，测定慢性支气管炎病人痰中 IgA 含量，发现服用兔胎片等补肾药物治疗后，病人痰内 IgA 含量有升高之倾向。通过 20 例肾虚型慢支患者做玫瑰花结试验，发现 T 细胞比值普遍低于正常值。成都军区门诊部又对 100 例慢性支气管炎患者进行了皮肤敏感实验（SK-SD），检查患者的细胞免疫状态，结果有 70% 为阴性；同时作了 40 例健康人对照，有 80% 以上为阴性反应。在治疗上，成都军区门诊部采用"病痰饮者，当以温药和"的理论，用温补肾阳之药物，且贴脐治疗，疗效明显。上海中医研究所肿瘤小组以粗制胎儿甲种球蛋白作抗原，使家兔引起免疫反应，发现补阳药物能使该抗体之形成提前，养阴药物能使该抗体存在时间延长。上海第一医学院在防治慢性气管炎的实践中，发现经补肾治疗后，肾阳虚型的垂体–肾上腺系统功能与血清免疫球蛋白（IgA、IgM）均有所提高。另外用滋阴药物可以抵抗激素副作用。并指出补肾，调节肾阴肾阳之作用有调节内分泌和免疫方面作用。因此用补肾阴和肾阳的方法可以调节免疫过高或过低反应。

以上说明中医扶正疗法对增强网状内皮系统功能，提高机体免疫力，尤其在提高非特异性免疫方面优于西医药，且有宝贵潜力可挖。中医之祛邪，多能控制免疫作用，特别是活血化瘀、清热解毒类药物，多可抑制免疫反应，似可称为中草药之免疫抑制剂。活血化瘀和清热解毒药所治疗的自身免疫性疾患，通常系免疫反应过高，急须抑制，西药则可应用 6–巯基嘌呤、环磷酰胺等，此类疾患常见者有急慢性肾炎、急慢性肝炎、类风湿性关节炎、系统性红斑狼疮、重症肌无力、皮肌炎、硬皮病等。此种疾患之发病，系机体自身内部产生之抗原抗体反应，这时机体免疫系统失去了对自己和非己物质的区别。还有实验观察，发现活血化瘀、清热解毒药物可以减轻用马血清致敏在豚鼠膝关节腔内所产生之变态反应程度，说明此类药物可抑制免疫反应所造成之病理损害。山西医学院用活血化瘀和清热解毒类药治疗慢性肾炎取得了较理想疗效，其机理就是抑制了免疫反应。有人利用胸腺萎缩试验方法，观察山豆根、白花蛇舌草、大青叶等在免疫反应中之作用，结果上述药物对幼鼠胸腺萎缩均有一定促进作用，说明此类药物有抑制免疫反应之作用。

第三章　系统性红斑狼疮

一、生理及病理

系统性红斑狼疮（SLE）亦称全身性或播散性红斑狼疮，是一种侵犯多系统、多器官的自身免疫性疾病。SLE 的病因迄今仍未阐明，一般认为本病是由各种不同病原物质引起的一个复杂的综合征，而不是一个独立的疾病。SLE 主要组织学改变有两个特征：①纤维蛋白样变性坏死：这是一种均质的嗜酸性物质，常出现在血管壁，其内有免疫球蛋白、纤维蛋白原、补体和 DNA，代表免疫复合物的沉积，引起血管内膜炎，使血管狭窄或闭塞。②"苏木紫小体"：呈圆形或卵圆形，内含有核蛋白和抗体，存在于巨噬细胞胞浆中，亦称为组织"LE 细胞"，与红斑狼疮细胞内的包涵体性质相同，可见于所有受损器官的炎症区内。SLE 最常见的病变部位是血管、肾脏、关节和皮肤。

1. 血管病变

急性坏死性血管炎：急性期一般多累及小动脉和微小动脉，在血管内发生类纤维素沉积，慢性期血管壁呈纤维性增厚和管腔狭窄，随着血管周围淋巴细胞浸润，并伴有水肿和基质增加。且可在血管壁找到 DNA、C3 和免疫球蛋白。

2.肾脏改变

SLE 肾脏病理变化一般分为四型：①血管系膜型狼疮性肾炎：肾小球外观正常，病变程度较轻，主要为肾小球血管系膜轻度不规则增殖，有免疫复合物沉积。②膜性狼疮性肾炎：组织学上与特发性膜性肾小球肾炎相似，基底膜普遍增厚，可见细粒状免疫复合物沉积于上皮下。③局灶性增殖型狼疮性肾炎：受累及的肾小球少于 50%，有节段性增殖和局灶性坏死，可见免疫复合物沉积于上皮下及血管内。④弥漫性增殖型狼疮性肾炎：病变最重，50% 以上的肾小球受累及，基底膜有不规则的增殖，坏死区广泛，伴有肾小球硬化。

3. 关节病变

为非糜蚀性滑囊炎伴轻度畸形，急性期有嗜中性粒细胞和纤维蛋白在滑膜液中渗出，滑膜组织下血管周围单核细胞浸润。

4. 皮肤病变

急性期有皮肤基底细胞或真皮基膜层液化、变性、坏死、水肿、纤维化及周围血管壁淋巴细胞、单核细胞和浆细胞浸润；慢性期则有过度角化和毛囊栓塞。

二、诊断及治疗

（一）临床诊断

1. 症状

起病变化多端，可为急性暴发型或隐匿型。一般先累及一个系统，以后扩展到多系统损害。多数患者有乏力、发热、关节痛、皮疹及某一脏器受累的相应症状。可以为自发性发病，也可被某种因素诱发，如阳光照射、感染、妊娠、分娩、某种药物、结核、手术等。

2. 体征

①皮肤、黏膜：85%患者有皮肤损害。最常见的部位在皮肤暴露处，呈对称性皮疹，典型的是在两侧面颊和鼻梁部位的蝶形红斑。在 SLE 患者中有盘状狼疮红斑的约占 19%，其皮损与蝶形红斑略有不同，常呈不规则的圆形，边缘略凸出，毛细血管扩张明显，红斑的皮肤毛囊口扩大，稍有鳞屑；晚期可出现皮肤萎缩，色素脱失，但边缘部分可有高度色素沉着。15% ~ 20%患者可有口、鼻腔黏膜无痛性溃疡，偶有个别患者有阴道黏膜溃疡。②关节、肌肉：90%以上的病例累及关节。关节肿痛往往是最常见的首发症状，多为对称性累及手的近端指间关节，足、膝和腕关节疼痛，但较少累及肘、肩、踝及髋关节。一般骨质无异常，少数患者可有近端指间关节过伸和远端指间关节屈曲，使手指呈"鹅颈样"畸形，甚至伴有明显的手指尺侧偏斜。X 线检查一般无关节腔狭窄和骨质侵蚀的征象。约 1/2 患者有肌痛和压痛，部分患者有显

著的肌无力。③浆膜：1/3 以上患者有双侧或单侧胸膜炎，多数为少量或中等量的胸水，患者感胸痛、气短，并出现胸膜摩擦音。胸水渗出液中可找到 LE 细胞，偶有血性胸水。25% 患者有心包炎，甚至可达 1/2，尸检发病率达 80%，心包摩擦音较 X 线心包液征象多见，心包摩擦音多为一过性，可伴有胸痛、心脏增大、心音减弱、心电图 ST 段抬高和 T 波倒置等特征性改变，但典型者少见。④肺：SLE 患者均有肺部病变，肺部表现有急性肺炎、慢性肺间质纤维化、广泛肺泡出血、肺水肿合并肺弥漫性血管炎、急性狼疮性肺炎等。其中约 10% 患者有狼疮性肺炎。临床表现为呼吸困难、胸痛、咳嗽、两侧肺底啰音，X 线检查：肺部可正常亦可出现片状肺不张，间质蜂窝状或斑状浸润阴影。⑤肾脏：几乎所有的 SLE 皆累及肾脏，但在临床上约有 1/2 的有肾脏疾病的临床和尿液检查异常，如做肾活检则绝大多数有异常。所以其临床表现、尿液异常和肾活检异常多不一致。⑥心脏：约 10% 的 SLE 可累及心脏及心内膜。⑦消化道：SLE 患者多数可发生消化系统的症状和体征，常见有腹痛、恶心、呕吐、厌食、吞咽困难、腹水等。⑧中枢神经：约 50% 累及中枢神经，严重威胁患者生命，症状轻重不一，最常见的表现为癫痫样发作（以大发作多见）和器质性脑病，如定向障碍、知觉紊乱、记忆力减退或丧失、智力减退、行为异常、忧虑、过度兴奋、抑郁、幻觉、强迫观念或偏执狂等。⑨其他：SLE 患者可有无触痛的轻度或中度淋巴结肿大。妇女患者出现月经不规则、经血量多，可引起大出血；孕妇头三个月易发生流产，产后病情常加剧。约15%患者有巩膜炎。20%~25%患者累及视网膜及角膜，个别严重者可引起视觉障碍甚至失明。

3. 相关检查

（1）一般检查：患者常呈正色素、正细胞性贫血，5%～10%为溶血性贫血，约50%患者白细胞减少 < （4×10^9/L），淋巴细胞绝对计数降低 < （1.5×10^9/L）。约30%患者有血小板减少，血沉多增快。

（2）免疫学检查：①抗核抗体（ANA）是SLE最敏感的实验指标，其阳性率高达95%，但特异性较差。②狼疮细胞现象：SLE的阳性率为60%。③抗dsDNA抗体：系统性红斑狼疮患者血清中有两种抗DNA抗体，即抗单链DNA（抗dsDNA）和抗双链DNA抗体（抗狼疮dsDNA），其中后者特异性高，临床意义较大，阳性率约65%。④抗sm抗体（sm抗体）：认为是狼疮细胞的标志抗原，特异性高，有高度的诊断价值，但其敏感性较差，其阳性率仅约30%。⑤类风湿因子：SLE患者50%类风湿因子（RF）阳性。它和类风湿性关节炎患者对比，RF阳性常呈暂时性，且滴度不高。⑥其他：几乎所有SLE患者都能测得循环免疫复合体（CIC）；大多数患者 $\alpha 2$ 及 γ - 球蛋白增高，免疫球蛋白呈多株性升高，主要为IgG升高。SLE患者表现为低补体血症，且常与狼疮活动、狼疮性肾炎、中枢神经系统病变及广泛皮肤损害有密切关系，其中以C3、C4滴度下降最为敏感。SLE患者还可以有许多其他自身抗体，如抗细胞浆成分的抗Ro及细胞浆RNP（La）抗体、抗淋巴细胞抗体、抗血小板抗体、抗红细胞抗体、抗

ssRNA 抗体、抗 dsRNA 抗体、抗器官特异性抗体以及部分患者有循环抗凝物质，可使凝血酶原时间延长。

（3）病理检查及免疫荧光试验：①肾穿刺活组织检查：荧光显微镜下可见到染有荧光的免疫复合物在肾小球基底膜或系膜上呈现不规则或颗粒状沉积。②狼疮带试验（LBT）：用直接荧光法在患者皮肤的表皮和真皮连接处，可见到一种或多种免疫球蛋白和补体等成分，且呈颗粒状、小球状或线条状排列的明亮的荧绿色光带。在 SLE 的正常皮肤暴露部位，其阳性率为 50% ～ 70%。在皮损部位高达 90%。

4. 诊断标准

1982 年 3 月中华医学会风湿病学专题学术会议于北京制订了系统性红斑狼疮诊断（参考）标准：

（1）临床表现：①蝶形或盘状红斑。②无畸形的关节炎或关节痛。③脱发。④雷诺氏现象和 / 或血管炎。⑤口腔黏膜溃疡。⑥浆膜炎。⑦光过敏。⑧神经精神症状。

（2）实验室检查：①血沉增快（魏氏法 >20）。②白细胞降低 <（4×10^9/L）和 / 或血小板降低 <（80×10^9/L）和 / 或溶血性贫血。③蛋白尿（持续 + 或 + 以上者）和 / 或管型尿。④高丙球蛋白血症。⑤狼疮细胞阳性（每片至少 2 个或至少两次阳性）。⑥抗核抗体阳性。

符合以上临床和实验室检查 6 项者可确诊。确认前应注意排除其他结缔组织病、药物性狼疮症候群、结核病以及慢性活动性肝炎等。不足以上标准者为疑似病例，应进一步做如下实验室检查，满 6 项者可以确诊。①抗 DNA 抗体阳性（同位素标记 DNA 放射免疫测定法，马疫锥虫涂片或短膜虫涂片免疫荧光测定法）。②低补体血症和／或循环免疫复合物测定阳性。③狼疮带试验阳性。④肾活检阳性。⑤ Sm 抗体阳性。临床表现不明显但实验室检查足以诊断系统性红斑狼疮者，可暂称为亚临床型系统性红斑狼疮。

5. 鉴别诊断

应与其他结缔组织病如 PSS、DM-PM、PN、RA 鉴别。另外，需与 DLE 鉴别。

（1）风湿热：近期有链球菌感染史，关节炎为游走性多发性关节肿痛，且以四肢大关节受累多见，血清抗链球菌溶血素 "O" 升高，无抗核抗体，水杨酸制剂疗效常迅速而显著。

（2）类风湿性关节炎（RA）：关节表现为典型的晨僵，3 个或 3 个部位以上，如腕、掌、指或近端指间关节肿胀疼痛，皮下结节，类风湿因子阳性，X 线有典型的类风湿性关节炎放射学的改变。

（二）西医治疗

（1）非甾体抗炎药物治疗：该类药物主要应用于临床仅出现发热、皮疹、脱发、乏力、关节酸痛、肌痛、胸膜心包炎等症，其临床常用药物为阿司匹林，一日剂量 2～4g，分次口服，大剂量阿司匹林易导致肝损害，转氨酶增高，一般停药后可逆转。消炎痛 25～50mg，一日 3 次。布洛芬、萘普生 50mg，一日 2 次。这类药物在系统性红斑狼疮中只可短期对症应用，不宜于长期治疗。对系统性红斑狼疮的皮疹用羟氯喹每日 200～400mg，或氯喹 125～250mg，每周 3~5 次，但这些抗疟药物的不良反应是对视网膜的毒性作用，故使用时应谨慎。对系统性红斑狼疮的胸膜心包炎症仅需用阿司匹林或消炎痛即可获效。

（2）糖皮质激素类药：是治疗系统性红斑狼疮的主要药物。更适用于有肾脏、中枢神经系统、心、肺、严重溶血性贫血、血小板减少性紫癜等主要脏器累及者，特别是应用于急性或暴发性狼疮患者。通常应用强的松，剂量为每日 1mg/kg，病情较轻者剂量为每日 0.5mg/kg。如在 24～48 小时后病情无改善者，亦可加倍给予。对患有暴发性或严重狼疮性肾炎和中枢神经系统病变者，可采用大剂量激素短期冲击疗法：甲基强的松龙 1000mg，静脉注射或静脉滴注，每日 1 次，共计3 天，因其效果尚有争议，且副作用较大，一般不宜作为常规治疗。但在冲击疗法后，须每日口服强的松龙 40～80mg，以后逐渐减量，一般每周减 5mg，一直减至每日 20～30mg 时，减量速度宜更缓慢，多数患者于一年后能以每日 10～15mg以下的剂量进行维持治疗。如在减量过程中反跳，则应试用减量前的剂量加 5mg 给予维持。但目前对激素的应用主张最好从小剂量开始，每日 20～30mg 强的松开始。加用中医温肾药可防激素副作用。或者有主张从大剂量减为中等剂量时宜快。从中等剂量减为小剂量时宜慢。如从每日 200mg 强的松减至每日 80mg 常在一周内完成，而从每日 30～40mg 减量时宜更慢。如上所述用中医温肾法时，可稍加快减量速度，并可防止激素撤退综合征的发生。

（3）免疫抑制药物治疗：免疫抑制剂包括硫唑嘌呤、环磷酰胺（CTX）、苯丁酸氮芥（CB）等。对本组药物的治疗效果争议较大，因此迄今并无标准疗法。根据临床经验本组药并不能代替激素，且其副作用较大，停药后又易复发，再增剂量也多无效。因此在临床上主要用于激素减量后疾病之复发，或激素用量过大出现毒副作用，以及用激素难以控制的系统性红斑狼疮。环磷酰胺剂量为每日 1.5 ~ 2.5mg/kg，硫唑嘌呤为每日 2 ~ 3mg/kg，苯丁酸氮芥为每日 0.1mg/kg。其中以环磷酰胺的效果较为肯定。硫唑嘌呤治疗系统性红斑无肯定疗效，但对狼疮性肾炎硫唑嘌呤有一定作用。几种药物相加的治疗，结论认为环磷酰胺静脉注射治疗优于激素加口服环磷酰胺或口服硫唑嘌呤加激素。静注环磷酰胺的方法有时可挽救系统性红斑狼疮病人的生命。

（4）其他治疗方法：①左旋咪唑：该药对系统性红斑狼疮之感染可能有抑制作用，但不能作为常规治法。其用法左旋咪唑 50mg/d，3 次口服，连用 3d，休息 11d 后再用 3d，或每日 50mg，连用 5 ~ 10d，根据病情及不良反应决定是否继续治疗。其不良反应为胃纳减退、白细胞减少，乃至骨髓抑制。②抗病毒药物：此类药物可治疗系统性红斑狼疮的原发性病毒感染，并防止病毒持续感染对免疫系统的效应。临床上用大蒜制剂（口服）或用抗病毒的中草药治疗，可获一定效果。③抗淋巴细胞球蛋白（AIG）：该药为系统性红斑狼疮治疗提供另一免疫抑制剂，有一定疗效。其剂量随个体而异，一般为每日静脉注射 10~20mg/kg，可连续用 1 ~ 2 周，在用药期需注意过敏反应。④环孢素 A：此药目前已试用于治疗系统性红斑狼疮及狼疮性肾炎，但该药对肾本身有毒性作用，可引起尿蛋白，且疗效不肯定。⑤小牛胸腺素：该药国内已用于治疗系统性红斑狼疮，但疗效未肯定，有待于临床积累经验。⑥转移因子：对患者机体免疫有一定作用，但用其控制病情是困难的，可作为辅助疗法。

三、裴正学教授思维方法

裴正学教授认为：系统性红斑狼疮（SLE）是一种侵犯多系统、多器官的自身免疫性疾病，其西医诊断比较明确。总结此病之临床特征，按发生概率有以下 7 个常见症：血沉快、发热、肾病、关节病、抗核抗体阳性、球蛋白增加、肝大。本病相当于祖国医学的"蝴蝶斑""脏腑痹""面游风"。其发病原因有内外因之别，其中内因最主要的是先天禀赋不足，特别是肾阴肾阳虚衰，正气亏损；或因七情内伤，情志波动，劳累过度；或因房事不慎，导致阴阳气血失去平衡。气滞血瘀、经络阻滞亦为该病病情恶化的因素之一。外因为热毒之邪，多因暴晒阳光（紫外线）后诱发或使病情迅速恶化。热毒之邪由外及里燔灼阴血，瘀阻经络，伤及脏腑，蚀于筋骨导致发病。本病如发病日久或屡用阳药则易造成阴虚阳亢，或气阴两虚，阴损及阳，阴阳俱虚，加之气血不和，血脉凝滞，经脉阻滞，甚至导致阴阳离绝，出现危候。总之，本病阴阳交错，症情变化多端，有正虚邪实，虚实夹杂，上实下虚，上热下寒，内热外寒，水火不济，气血失和，阴阳失衡的复杂证象。从症状论，如热伤血络，血热外溢，凝滞肌肤则是皮肤红斑；如热毒寒化，寒凝血滞，气滞血瘀，则现皮肤紫斑、肌肤甲错、肌肤疼痛；如热毒凝滞，经络被阻则出现关节肿痛；如热毒侵犯及脏腑则五脏六腑皆可受累；如热毒炽盛，气血两燔，则见肝肾阴虚，气阴两伤证候。总之，本病本虚标实，以肝肾亏虚为本，以风湿热毒为标，发病时虚实互见，寒热错杂。裴正学教授对本病之论治以扶正固本为大法，提出"补肝肾、养阴津"以固其本，祛风胜湿、清热解毒、活血化瘀以治其标。以三蓄增液汤为治疗本病基础方，再根据具体辨证分型加减权变。

四、中医辨证分型及方药

1. 热毒炽盛证

证见：高热或壮热，面颊部蝶状赤红斑疹，皮肤紫斑，关节肌肉疼痛，烦躁口渴，喜冷饮，烦热不眠，精神恍惚。严重时神昏、谵语、抽搐，并可见吐血、衄血、便血等出血症状，大便秘结，小便频赤，口舌生疮，舌质红或紫暗、红绛，苔黄腻或黄白腻，或见黄燥起芒刺，脉洪数或弦数或弦滑数。

治则：清热解毒、凉血护阴化斑。

方药：犀角地黄汤、清瘟败毒饮、黄连解毒汤、五味消毒饮加减：犀角（可用水牛角替代剂量加大，下同）（先煎）10g，赤芍10g，丹皮10g，生山栀10g，生地10g，生石膏10g，知母10g，金银花10g，连翘10g，板蓝根10g，黄连10g，紫草10g，白茅根10g，玄参10g。

2. 阴虚内热证

证见：长期低热，或午后潮热，手足心热，心烦不寐，口干舌燥，自汗盗汗，乏力懒言，腰膝酸软，关节疼痛，面色浮红，皮疹黯红，舌苔黄，或呈镜面舌，脉细数而软。

治则：养阴清热、凉血解毒化斑。

方药：用青蒿鳖甲汤、三畜增液汤、清营汤等加减：青蒿 10g，银柴胡 10g，地骨皮 10g，胡黄连 3g，生地 12g，玄参 10g，石斛 10g，天冬 10g，麦冬 10g，知母 10g，淫羊藿 15g，虎杖 10g，菟丝子 15g，川续断 10g，旱莲草 15g，萆薢 10g，党参 10g，黄芪 20g，当归 10g，白芍 15g，桃仁 10g，红花 6g，金银花 15g，连翘 15g，白花蛇舌草 15g，半枝莲 15g，黄柏 10g，枸杞子 10g，女贞子 10g。

3. 肝肾亏损证

证见：腰膝酸痛，四肢无力，毛发秃落，面部发热，五心烦热，口舌生疮，口干舌燥，月经不调或闭经，或伴头晕目眩，耳鸣，大便不调，小便黄少，舌质红少津，苔薄黄，脉细数或沉细数。

治则：滋补肝肾、养血清热。

方药：三畜增液汤加减：淫羊藿 15g，虎杖 10g，菟丝子 15g，生地 12g，玄参 10g，麦冬 10g，川续断 10g，旱莲草 15g，萆薢 10g，党参 10g，黄芪 20g，当归 10g，白芍 15g，桃仁 10g，红花 6g，金银花 15g，连翘 15g，白花蛇舌草 15g，半枝莲 15g，女贞子 15g，枸杞子 15g，覆盆子 15g，五味子 3g。

此外，尚有较为少见的证型：①脾肾阳虚证：面色苍白，少气懒言，气短自汗，面目浮肿，腹胀纳差，畏寒肢冷，小便不利或清长，大便溏薄，或完谷不化，舌胖质淡有齿痕，苔薄白或白润，脉沉细或细弱。治则：温补脾肾，通阳利水。方用实脾饮、防己黄芪汤、胃苓散、五苓散、五皮饮、防己茯苓汤等加减。②风湿热痹证：关节疼痛、游走不定，可波及多个肢体及关节，局部灼热红肿，屈伸不利，腰背疼痛，全身乏力，常伴发热，口渴烦燥，舌红苔白或黄腻，脉滑数。治则：清热疏风，利湿通络。方药：九味羌活汤、桂枝芍药知母汤、大秦艽汤等加减。

五、裴正学教授用方解析

裴正学教授每遇系统性红斑狼疮必详细辨证、细酌诊疗。他经过数十年理论、临床实践，总结治疗系统性红斑狼疮的主要方药为三畜增液汤：淫羊藿、虎杖、菟丝子、生地、玄参、麦冬、川断、旱莲草、萆薢、党参、黄芪、当归、白芍、桃仁、红花、金银花、连翘、白花蛇舌草、半枝莲。其中裴正学教授以淫羊藿、川续断、旱莲草、菟丝子补肝肾；生地、玄参、麦冬（增液汤）养阴津；党参、黄芪补气固表、顾护中州，共达培补先天禀赋之功，体现了裴正学教授补肝肾、养阴津以治其本的治疗思想。其中淫羊藿兼有祛风湿之功，并加用金银花、连翘、虎杖、白花蛇舌草、半枝莲清热以解瘀毒；合而治其标。从而形成标本兼顾的有效方药。方中又以生地、当归、白芍、桃仁、红花（桃红四物汤）养血活血以祛风，这寓"治风先治血"之意，更佐证裴正学教授以该病（SLE）属于中医"风"证范围。

裴正学教授说：红、肿、热、痛是本型患者之特点，也是诸多初发患者或复发患者首见症状，病情急、重、明显、易于诊断。非清热解毒、凉血护阴化斑不能奏效。其中犀角地黄汤不仅具有代表性，且直入营分、血分，同时加入清瘟败毒饮、黄连解毒汤、五味消毒饮之类，使卫气营血之风湿热毒之邪均除，短期内能将病情得到控制。

因本病是一慢性自身免疫性疾患，后期肝肾不足、阴虚症状之本虚日益突出，但风、湿、热邪常挟未尽，故病情常反复发作或迁延不愈，此时滋补肝肾的同时要清热除风湿，方能取得长期的缓解。以三畜增液汤、知柏地黄丸为代表方，二至丸、五子衍宗丸、大补阴丸常补充运用。

此外，在上述治疗的基础上，裴正学教授还注重辨证治疗的个体化，针对临床各型，依据实际情况加减用药：红斑性狼疮合并下肢静脉血栓，投以当川留灵合剂：（当归、川芎、王不留行、威灵仙、穿山甲（现已禁用，下同）、丹参、郁金、赤芍、玄参、夏枯草、茯苓）；发热：气虚发热加黄芪、白术、党参等；血虚发热加当归、熟地、阿胶、黄精等；病毒感染发热加金银花、蒲公英、柴胡、大青叶、板蓝根、白头翁、地骨皮等；细菌感染发热加除病毒感染中药外，可用连翘、鱼腥草、黄连、银杏叶、菊花等；高热不退加羚羊角（可用山羊角替代剂量加大，下同）粉、犀角粉等；低热不退加银柴胡、地骨皮等；过敏发热加黄芩、防己、陈皮、麻黄等。

关节痛加防己、秦艽、虎杖、威灵仙、延胡索、络石藤、青风藤、海风藤等；浮肿加车前子、白茅根、茯苓皮；燥咳或阴虚咳嗽加北沙参、麦冬、百合、天冬等；心悸加远志、茯苓、五味子、柏子仁、玄参、玉竹等。心前区疼痛，冠状动脉供血不足加川芎、丹参、赤芍、三七、山楂、冬青、延胡索、益母草、三棱、莪术等；脉结代心律失常加炙甘草汤、泻心汤、三甲复脉汤或仙灵脾、苦参、当归、青蒿、玄参、附子、肉桂等；失眠加天王补心丹或夜交藤、酸枣仁、生龙骨、生牡蛎、珍珠母等。肝痛、黄疸、转氨酶升高加柴胡、龙胆草、黄芩、泽泻、生地、郁金、白术、白花蛇舌草、茵陈、蒲公英、延胡索；雷诺氏征，皮肤紫斑、舌质紫红、舌下瘀筋明显等血瘀证加桃仁、红花、赤芍、丹参、川芎、水蛭、大黄等；出血或凝血异常加生侧柏叶、茜草根、紫珠草、仙鹤草、白茅根、大蓟、小蓟等；白细胞减少加女贞子、白术、肉桂、苦参、鸡血藤、补骨脂、紫河车、人参、附子、鹿角胶等；高血压加牛膝、夏枯草、菊花、山楂、杜仲、黄芩、钩藤等。精神神经症状加天麻、钩藤、天南星、石菖蒲、白僵蚕、茯苓、珍珠母、琥珀等；脾虚者加白术、党参、陈皮、茯苓、山药等；肾虚者加菟丝子、杜仲、桑寄生、川续断、女贞子、枸杞子、仙灵脾等；关节疼痛明显者，加复方桑枝汤，川乌、草乌、辽细辛、马钱子、雷公藤等；四肢拘急，难以屈伸者加桂枝芍药知母汤等。

总之，裴正学教授治疗本病以三畜增液汤为基础方，以犀角地黄汤、清瘟败毒饮、黄连解毒汤、五味消毒饮、青蒿鳖甲汤、清营汤、六味地黄丸、二至丸、五子衍宗丸、大补阴丸、知柏地黄丸、一贯煎等化裁。实脾饮、防己黄芪汤、胃苓散、五苓散、五皮饮、防己茯苓汤、九味羌活汤、复方桑枝汤、桂枝芍药知母汤、大秦艽汤、血府逐瘀汤、炙甘草汤、泻心汤、天王补心丹、三甲复脉汤等亦根据兼证权变用之。

特别强调，慢性疾病日久，加之长期用药均易损伤脾胃，治疗时要时时兼顾护之，"有胃气则生，无胃气则死"是裴正学教授经常提及之名句，可见固护脾胃的重要性。裴正学教授讲西医治病侧重于病原的致病性，微观表现，局部特点，采用激素与免疫抑制剂，急则治标，但疗效有限；中医则通过整体调节，侧重机体的反应性，宏观表现，整体特点，采用整体调节和辨证论治，治病乃求于本，从而重建免疫功能自稳状态。故而，中医治疗本病，辄见大效，同时在减少激素副作用、预防感染等方面具有较大优势。

"上工治未病"，对于系统性红斑狼疮除药物治疗外，应在生活饮食中避免异体蛋白的摄入，避免精神刺激，保持乐观情绪，避免日光及紫外线照射，在病情活动期加强护理，避免感染，防止肾功能衰竭和中枢神经系统等并发症。

六、裴正学教授临床病案举例

例1：刘某，女，34岁，患系统性红斑狼疮（SLE）5年，服强的松12片（每片5mg）三月，全身浮肿、关节疼痛，多于下午发热38℃~40℃十余日。尿常规：尿蛋白（3+）、潜血（3+）、血沉120mm/h。脉大而数，舌红有紫纹，苔黄厚腻。

【西医诊断】系统性红斑狼疮。

【中医辨证】风湿兼热入里，瘀血内停。

【治则】清热祛风除湿，活血化瘀。

【方药】桃红四物汤、活络效灵丹、桂枝附子汤加减：党参 10g，黄芪 20g，桂枝 10g，附片 6g，丹参 20g，蕲蛇 6g，益母草 20g，水牛角 10g，生地 12g，威灵仙 10g，红花 6g，鸡血藤 20g，白芍 20g，当归 10g，乳香 6g，没药 6g，三棱 10g，莪术 10g，苍术 10g，白术 10g，巴戟天 10g，紫草 30g，蜈蚣 1 条，乌蛇 9g。水煎服；三日 2 剂，共 7 剂。服药期间配合消风 II 号，扶正冲剂。服药半月后，患者复诊，水肿全消，强的松已减至 2 片，血沉 45mm/h，尿常规：尿蛋白（2+）、潜血（+），精神好，谓病去大半。

例 2：唐某，女，30 岁，患系统性红斑狼疮 10 年，曾服用大量激素、免疫抑制剂，肝功、肾功、尿常规均反复异常，皮肤斑点、关节疼痛、血沉 56mm/h，大便干，苔薄黄，质暗紫，脉细滑。

【西医诊断】系统性红斑狼疮。

【中医辨证】肝肾亏虚，瘀血内阻。

【治则】温补肝肾，活血祛瘀。

【方药】三畜增液汤合桃红四物汤加减：淫羊藿 10g，菟丝子 10g，虎杖 10g，生地 10g，玄参 10g，麦冬 10g，川续断 10g，旱莲草 10g，草薢 10g，仙茅 10g，党参 10g，丹参 20g，郁金 6g，桂枝 10g，红花 10g，桃仁 10g，当归 10g，川芎 6g，白芍 30g，鸡血藤 10g，紫草 30g，乌蛇 9g，蜈蚣 1 条。水煎服，三日 2 剂，饭后服。予消风 II 号，泻火冲剂，古圣 I 号同服，服药一月后复查，患者所有症状均缓解，肝、肾功能正常，尿常规（－），血沉24mm/h。

例3：刘某，女，24岁，初诊见颜面斑疹色黯褐，间断低热，夜间明显，腰酸腿痛，膝关节轻度酸痛，伴头晕目眩，乏力，口燥咽干，大便偏干，小便色黄，艰涩难出，舌质红少津，苔薄黄，脉细数。检验示：尿蛋白（＋），尿潜血（＋），抗核抗体（＋），血沉76mm/h。

【西医诊断】系统性红斑狼疮。

【中医辨证】肝肾阴虚。

【治则】滋养肝肾、养阴清热。

【方药】复方益肾汤加减：桃仁10g，红花6g，川芎6g，白芍15g，当归10g，生地12g，山萸肉6g，山药10g，丹皮6g，茯苓12g，泽泻10g，丹参20g，苏梗20g，蝉蜕6g，益母草15g，金银花15g，连翘15g，板蓝根15g，甘草6g。共7剂，一日1剂。同时予消风Ⅱ号，泻火冲剂，古圣Ⅱ号同服，一周后患者复诊，查尿蛋白（－），尿潜血（＋），血沉28mm/h，遂投以麻杏石甘汤合二仙汤加减继服之。

例4：张某，女，44岁，初诊见面部及四肢斑疹鲜红，高热，烦躁，面赤，口渴，关节疼痛明显，皮肤紫斑，小便黄赤，大便秘结，舌质红绛，苔黄腻，脉弦数。

【西医诊断】系统性红斑狼疮。

【中医辨证】热毒炽盛证。

【治则】清热凉血、消斑止痛。

【方药】黄连解毒汤合犀角地黄汤加减：犀角15g，党参 10g，麦冬 10g，粳米 30g，地黄 12g，白芍 12g，丹皮 6g，黄连 6g，黄芩 12g，山栀子 15g（先煎 1h），川乌 15g（先煎 1h），草乌 15g（先煎 1h），辽细辛 15g（先煎 1h），马钱子 1 个（油炸），青蒿 10g，鳖甲 15g，知母 20g，甘草 6g。予消风 Ⅱ号，泻火冲剂，古圣 Ⅱ号同服，患者复诊时上述不适均较前缓解。持续门诊治疗五个疗程全身不适症状基本消失，嘱其服中成药以善其后。随访 1 年病未复发。

例 5：范某，女，45 岁，关节疼痛、浮肿、贫血、肝功损害，尿蛋白（2+），潜血（2+），血压 145/90mmHg，血沉 72mm/h。曾经住院治疗，诊断为：系统性红斑狼疮。患者长期服激素，已经出现满月脸及向心性肥胖，体质极度虚弱，两脉弦紧数，尺脉弱，舌红胖大，苔黄厚腻。

【西医诊断】系统性红斑狼疮。

【中医辨证】风湿兼热入里，久病入络，肝肾亏虚。

【治则】滋补肝肾，兼清里热。

【方药】桂枝芍药知母汤合三畜增液汤加味：淫羊藿 15g，虎杖 10g，菟丝子 15g，生地 12g，玄参 10g，麦冬 10g，川续断 10g，旱莲草 15g，萆薢 10g，桂枝 10g，白芍 20g，知母 20g，白术 10g，炙麻黄 10g，防风 12g，甘草 6g，干姜 6g，川乌 15g（先煎 1h），草乌 15g（先煎 1h），辽细辛 15g（先煎 1h），马钱子 1 个（油炸）。服药 15 剂后，血沉 18mm/h，尿蛋白（+），尿潜血（－）。上方加黄芪 30g，丹参 30g，共研为末。过箩，炼蜜为丸，6g 重，日服 3 次，每次 1 丸，温水冲服。半年后复诊，谓自服药以来。病情稳定，血沉正常，关节已不疼痛。嘱继续巩固治疗，方如同前。

例6：张某，女，39岁，2008年起患SLE，长期服用强的松，最大用量40mg/d，目前强的松15mg/d，雷公藤片2片，病情仍反复，难以控制，查尿常规正常。刻诊：面颧红斑成片，色赤瘙痒，疼痛，有火热感，两目充血，周身关节疼痛，每日数次阵发性加重，口干苦，尿黄，大便干，苔黄薄腻，质暗紫，脉细滑。

【西医诊断】系统性红斑狼疮。

【中医辨证】肝肾亏虚，风毒痹阻。

【治则】滋补肝肾，祛风通痹。

【方药】三畜增液汤加减：淫羊藿15g，虎杖10g，菟丝子15g，生地12g，玄参10g，麦冬10g，川续断10g，旱莲草15g，萆薢10g，党参10g，黄芪20g，当归10g，白芍15g，桃仁10g，红花6g，金银花15g，连翘15g，白花蛇舌草15g，半枝莲15g。水煎服，每日1剂，共7剂，面部瘙痒、关节疼痛均有所减轻，但一时尚难控制，效不更方，原方再进。

七、古今各家学说荟萃

系统性红斑狼疮在中医古籍中并无此病名的记载，但根据本病的临床症候一般认为相当于祖国医学的"阴阳毒""血风疮""颧疡颧疽""面发毒""面游风""日晒疮"等。

《素问·阴阳应象大论》谓"阴胜则阳病，阳胜则阴病。阳胜则热，阴胜则寒。……喜怒不节，寒暑过度，生乃不固。故重阴必阳，重阳必阴"。说明若阴阳失去平衡则疾病丛生。

《金匮要略·百合狐惑阴阳毒病脉证治》谓："阳毒之为病，面赤斑斑如锦文，咽喉痛，唾脓血。……阴毒之为病，面目青，身痛如被杖，咽喉痛"。提出阴阳毒这一证候。

《医宗金鉴》注云："异气者……此气适中人之阳，则为阳毒，适中人之阴，则为阴毒"。以上说明"阴阳毒"为阴阳偏盛偏衰造成的一类病证。

《诸病源候论·伤寒阴阳毒候》："夫欲辨阴阳毒病者，始得病时，可见手足指，冷者是阴，不冷者是阳"。描述了系统性红斑狼疮发病初期的手足雷诺氏现象。

《诸病源候论·时气阴阳毒候》云："此谓阴阳二气，偏虚则受于毒，若病身重腰脊痛，烦闷，面赤斑出，咽喉痛，或下利狂走，此为阳毒……"该段相似于系统性红斑狼疮的急性发作期，或血液系统受损的临床表现，以及中枢神经系统损害的精神症状。

综上所述，祖国医学对本病的观察是细微的，尤其对该病的辨证论治，至今越来越引起国内外医学家的兴趣和高度重视。

现代医家对本病的不同认识：

吴磊等认为，SLE患者先天禀赋不足，肝肾精血亏损，脏腑气血失和是发病的内在基础，外界因素中的各种不利因素即邪气是导致SLE的重要因素，他们从外邪角度提出以扶助正气，避御外邪为治疗原则。

杨梓和范永升从邪伏少阴说探究SLE的发病机制，认为SLE的病邪性质以热毒为主，邪气潜藏，气血运行不畅，与瘀血、痰血、痰饮相关。其治疗应分阶段论治，急性期祛邪，缓解期补虚。

　　王义军总结胡荫奇教授的经验，将 SLE 分 6 型分证论治：气营两燔证、阴虚内热证、瘀热痹阻证、气阴两虚证、脾虚肝郁证、脾肾阳虚证，主张辨证辨病相结合，根据临床药理的研究，临证用药。

　　朱福兵等总结刘健教授关于 SLE 的辨证论治特色，指出其主张急则治标，缓则治本，急性发作期以清热解毒为主，同时兼顾健脾祛湿，慢性期则注重养阴清热，顾护脾胃，治疗中强调活血化瘀药在整个过程中的应用。

第四章　类风湿性关节炎

一、生理及病理

类风湿性关节炎（RA）是一种以关节和关节周围组织非化脓性炎症为主的全身性疾病。本病关节损害始于滑膜，其基本病理为滑膜炎。在疾病发展过程中,滑膜出现渗出、浸润、增生及肉芽组织形成等阶段。早期滑膜充血水肿，以淋巴细胞浸润为主，浆细胞及多核巨细胞也可有浸润。以后滑膜增生、肉芽组织形成，滑膜细胞增生形成肉芽血管翳。血管翳向关节腔内延伸,可发生粘连。在血管翳所含水解酶的作用下，使关节软骨破坏，对骨、韧带和肌腱的胶原基质均产生侵蚀作用，最终结果使关节腔遭到破坏，肉芽组织纤维化或骨化，使关节面互相融合，形成强硬关节、错位或骨化。关节附近的肌肉和皮肤逐渐萎缩，骨骼脱钙和骨质疏松。

二、诊断及治疗

（一）临床诊断

1.临床表现

类风湿性关节炎多起病缓慢，其主要临床症状有：

（1）全身症状：本病发病迟缓，关节症状出现前，可有乏力，低热，食欲减退，体重减轻，肌肉酸痛，四肢麻木，手足发冷，贫血等全身先驱症状。

（2）关节表现：类风湿性关节炎常对称性地累及四肢关节，受累关节以手、腕、膝、足关节为多见，其次为肘、踝、肩、髋关节等。局部表现为肿胀、疼痛、活动受限等。具体以晨僵、疼痛、关节肿胀、运动障碍为主。

（3）关节外症状：本病是一全身性疾病，关节外表现主要有以下几方面：①类风湿结节：出现于 15% ~ 25% 的患者，多位于关节隆突部及经常受压处（如肘关节鹰嘴突），多出现于类风湿因子效价高的患者，多反映病情有活动性。②类风湿血管炎：少数患者血管炎可影响内脏，引起肠穿孔、心包炎、心肌梗死、脑血管意外等。③心脏表现：心包炎是类风湿关节炎的常见心脏表现，通常在体检时发现无痛性心包摩擦音，一般为一过性短期出现。④肺部表现：类风湿性关节炎患者肺部表现是关节外常见的受累器官。胸膜炎及胸腔积液最为常见。大量的胸腔积液可引起呼吸困难而需抽吸，其特征是蛋白和 LDH 增高，葡萄糖和补体 C3 下降，类风湿因子和免疫复合体阳性。胸膜组织学检查可见类风湿结节。结节很大或形成空洞，或腐蚀至支气管、胸腔时，可引起咳嗽、咯血或胸腔积液。类风湿尘肺（Caplan 综合征）及慢性纤维性肺泡炎多发生于晚期患者，预后不良。

2. 相关检查

（1）贫血：一般有轻、中度贫血，贫血为正细胞、正色素性。

（2）蛋白检查：血清白蛋白降低，球蛋白增高；免疫蛋白电泳显示 IgG、IgA、IgM 增高。类风湿因子阳性占 80%，其效价高低和疾病的严重程度不平行，但可表明疾病的活动情况。无论类风湿因子阴性或阳性都不能随意排除或肯定类风湿病的诊断，必须结合临床表现。近来发现抗类风湿关节炎协同抗原抗体（RANA 抗体）阳性，是诊断类风湿一项有力的证据。

（3）关节腔穿刺：可有不透明草黄色渗出液，可找到类风湿细胞，细菌培养阴性。

（4）X 线检查：早期表现为关节周围组织肿胀，关节附近有轻度骨质疏松。随着病情的发展，由于关节面软骨破坏，关节腔隙变窄，关节面不规则，关节边缘有骨质破坏或囊状透亮区，骨质疏松明显。晚期可有关节半脱位或骨性强直。

3. 诊断标准

典型病例根据全身症状，有 6 周以上的四肢小关节对称性肿痛，晨僵，有类风湿结节，受累关节压痛，功能受限，血沉快，类风湿因子阳性，以及典型的 X 线表现，诊断并不困难，晚期除上述表现外，有关节畸形，如掌指关节尺侧偏斜，更易确诊。

（1）英国风湿学会标准：①清晨僵硬感。②至少有一个关节痛或压痛。③至少有一个关节有肿痛。④）至少有两个关节肿胀（这两个关节起病间隔期不超过3个月）。⑤对称性关节肿胀（近端指、趾关节不一定完全对称）。⑥皮下结节位于伸面或关节周围骨骼突起处。⑦典型X线征（不仅有退行性变化，还有病变关节邻近部位骨质疏松）。⑧类风湿因子阳性。⑨滑囊液有不完全黏蛋白沉淀。⑩滑膜的特征组织改变有三种以上：有绒毛增生，表浅骨膜细胞增殖常呈栅栏状；炎性细胞浸润，有形成"淋巴样结节"的趋向；浓密的纤维蛋白在表面或间质中沉着。⑪结节的特征性组织改变为肉芽肿，其中心有细胞坏死，周围有增殖的巨噬细胞的栅栏，四周有慢性炎细胞浸润和纤维性变。

在以上11项中，具备了7项以上者，为典型类风湿；具有5项以上，则可诊断为类风湿；具备3项以上者为可疑类风湿。

（2）美国类风湿协会修订标准：①晨僵至少一小时，≥6周。②三个或三个以上关节肿，≥6周。③腕、掌指、近端指间关节肿，≥6周。④对称性关节肿，≥6周。⑤类风湿结节。⑥手X线征象改变。⑦类风湿因子阳性。

如果具备4项以上指标即可确诊。

（3）全国中西医结合类风湿疾病学会修订标准：

①诊断标准：症状　以小关节为主，多为多关节肿胀或小关节对称性肿痛（单发者须与其他鉴别，关节症状至少持续6周），晨僵。体征　受累关节肿胀压痛，活动功能受限或

畸形，或强直，部分患者可有皮下结节。实验室检查：类风湿因子阳性，血沉多增快。X线检查：重点受累关节具有典型的类风湿关节炎X线征象。对具有上述症状和体征者，或兼有类风湿因子阳性，或兼有典型X线表现者均可诊断。②分期：早期：绝大多数受累关节有肿痛及活动受限，但X线仅表现软组织肿胀及骨质疏松。中期：部分受累关节功能活动明显受限，X线显示关节间隙变窄或不同程度骨质侵蚀。晚期：多数受累关节出现各种畸形，或强直，活动困难，X线中显示关节严重破坏，脱位或融合。

4.鉴别诊断

（1）骨关节炎：发病年龄多在50岁以上，无全身症状。关节无红肿，以负重的膝、髋等关节常见，关节畸形和肌肉萎缩不多见。X线示关节边缘呈唇样增生或骨刺形成，关节周围骨质有钙质沉着。血沉正常，类风湿因子阴性。

（2）风湿性关节炎：多发生于青少年，病前常有咽痛；多累及四肢大关节，游走性关节肿痛，无永久性关节损害；可伴有心肌炎；血抗链球菌溶血素"O"效价增高，类风湿因子阴性。水杨酸制剂疗效显著。

（3）强直性脊柱炎：本病主要侵犯脊柱，但也可累及周围关节，因此与类风湿关节炎有相似处，鉴别点为：①男性多于女性，患病高峰在20～30岁，45岁以后很少发病。②有明显的家族史。③受累关节少，不对称，下肢及大关节多发。④类风湿因子阴性，HLA-DR4阴性，HLA-B27阳性。⑤X线示受累关节不对称，并有新骨形成、骨强直、骶髂关节炎。

（4）系统性红斑狼疮：早期与类风湿性关节炎不易区别，两者的实验室检查如类风湿因子和 LE 细胞均可阳性。鉴别点为：①系统性红斑狼疮特有的蝶形红斑的出现。②红斑狼疮多有心、肾等多脏器的损害。③关节畸形者极少见。

（5）结节性多动脉炎：本病与类风湿性关节炎均可见有发热，关节痛，皮下结节及类风湿因子阳性等共同点，鉴别点为：①结节性多动脉炎的病变广泛，常累及内脏，特别是肾脏。②有特征性的沿动脉排列的皮下结节，并有压痛。③嗜酸性粒细胞增多。

（6）皮肌炎：本病以对称性近端肌肉乏力、疼痛和触痛及伴有特征性的皮肤损害（如以眶周为中心的紫红色浮肿性红斑和甲根皱襞僵直毛细血管性红斑）为其特点。实验室检查 CPK、LDH、GOT 和醛缩酶增高，24h 尿肌酸排出量增加；肌电图呈肌原性萎缩相等，以此鉴别。

（二）西医治疗

1. 药物治疗

①阿司匹林：有消炎及镇痛作用，成人每日量 2 ~ 5g，每日 3 ~ 4 次，饭后服用，肠溶阿司匹林可减轻胃肠道反应。对肝肾功能有影响，消化性溃疡及有出血倾向的患者不宜使用该类药物。②消炎痛：消炎作用比阿司匹林强，一般用量每日 25mg，每日 2 ~ 3 次，每日总量不超过 150mg。副作用有恶心、呕吐、腹泻、食欲减退、上腹部不适、头昏、头晕，还可引起幻觉、精神错乱、肝功能损害、中性粒细胞减少及过敏反应。口服不能耐受时可改用栓剂。③布洛芬：其消炎、

镇痛、解热作用与阿司匹林相似，不能耐受阿司匹林的患者可试用。每日总量 1800 ~ 2400mg，分 3 ~ 4 次口服。副作用有消化不良、皮疹、消化道溃疡及出血、转氨酶升高等。④炎痛喜康：为消炎镇痛药，本药特点是半衰期长，其作用强于消炎痛。每日口服 20mg，日服一次即可。副作用偶见头晕、浮肿、胃部不适、腹泻或便秘等。⑤糖皮质激素：对一般病例本药不是首选药。糖皮质激素只能抑制炎症，不能根本改变病程进展及发病机制。长期服用时所需剂量有增大的趋势，给减量或停服造成了很大的困难。由于副作用多，其危害甚至大于类风湿性关节炎本身所造成的危害。因此，除非其他治疗皆不奏效，或病情急进重笃，不应轻易使用。即使使用，剂量要小，疗程不宜太长，或与其他药物合用。强的松每日剂量一般不超过 10mg，清晨顿服。如果效果不明显可增量。地塞米松每日剂量 0.75 ~ 1.5mg，每日一次，清晨顿服。⑥青霉胺：为巯基的氨基酸药，治疗类风湿有一定的效果，能选择性抑制免疫细胞，使 IgG、IgM 减少。最初剂量是 125mg，每日口服 2 次，一个月后剂量可加倍，若无明显效果，第三个月每次 250mg，每日 3 次，一般 3 ~ 6 个月生效。症状改善后减量维持，可服用多年。副作用有血小板或白细胞减少、尿蛋白、过敏性皮疹、食欲不振、转氨酶升高，尤其要警惕肾脏损害。⑦近年来使用免疫抑制剂及生物制剂治疗类风湿性关节炎取得了较好疗效。

2. 其他治疗

①局部治疗：肿痛消橡皮膏外贴，消肿祛痛灵外敷，可

消肿止痛。②针灸和按摩疗法：可适用于类风湿性关节炎的缓解期。具体治疗可参考针灸、按摩有关专著。理疗对本病也有一定的辅助作用。③手术疗法：本病尽量采取药物治疗，如治疗无效可采取滑膜切除术，虽有较好疗效，但术后滑膜常再生，远期效果尚不肯定。对于晚期病例关节已畸形者，可手术矫形。

三、裴正学教授思维方法

从西医角度，裴正学教授认为，此病之关节痛属自身免疫性关节病，以多发性、进行性、关节疼痛、关节变形、功能障碍为特征。本病主要表现为对称性累及四肢关节，受累关节以手、腕、膝、足关节为多见，其次为肘、踝、肩、髋关节等。局部表现为晨僵、肿胀、疼痛、活动受限等。病情重者可见类风湿结节、类风湿血管炎、心脏表现、冠状动脉炎、肺部表现、类风湿尘肺（Caplan 综合征）等关节外症状。类风湿性关节炎最终引起关节变形、活动障碍、免疫功能崩溃，从而合并诸多疾患，最后不仅丧失生活自理能力，尚可危及生命。借助血沉、C 反应蛋白、类风湿因子（RF）、RANA 抗体、X 线等相关检查，一般不难确诊。

类风湿性关节炎属中医"痹证"范畴，系正气亏虚、营卫不和、风寒湿三气合而致之。然三气之中，寒邪为最重要的致病因素。寒为阴邪，其性凝滞，善主收引，易阻气机，气机不通则疼痛，故类风湿性关节炎疼痛显著。"寒者阳气不足也，阳愈虚则寒愈甚"，病久入络，伤及血络则血瘀积聚，关节变形。治疗方面，以桂枝芍药知母汤为基础方，亦有复方川草乌合剂，九味羌活汤，复方桑枝汤，独活寄生汤，五米合剂，金牛汤，桃红四物汤，活络效灵丹等方药加减权变。

四、中医辨证分型及方药

1.风寒湿痹证

证见：全身关节或肌肉酸痛，游走不定，屈伸不利，关节肿胀而沉重，局部不红不热，得温则减，气交之变疼痛剧增，舌质淡，舌苔白或白腻，脉沉弦或濡细。

治则：祛风通络，散寒除湿。

方药：桃红四物汤、复方川草乌合剂加味：桃仁10g，红花6g，生地12g，赤芍10g，川芎6g，当归10g，川牛膝15g，僵蚕10g，蜈蚣2条，侧柏叶15g，木瓜10g，伸筋草15g，川乌15g（先煎1h），草乌15g（先煎1h），辽细辛15g（先煎1h），马钱子1个（油炸），雷公藤15g（去皮先煎1h）。

2.风湿热痹证

证见：关节疼痛，局部灼热红肿，痛不可触，得冷稍舒，可病及一个或多个关节，多兼有发热、恶风、口渴、烦闷不安等全身症状，舌质红，苔薄黄或黄腻，脉滑数。

治则：清热通络，祛风除湿。

方药：桂枝芍药知母汤合复方桑枝汤加味：桂枝10g，白芍15g，知母20g，川乌15g（先煎1h），草乌15g（先煎1h），马钱子（油炸）1个，雷公藤15g（去皮先煎1h），干姜6g，甘草6g，防风12g，白术10g，麻黄10g，薏苡仁30g，杏仁

10g，生石膏 30g，忍冬藤 20g，桑枝 30g，豨莶草 15g，威灵仙 10g，羌活 10g，独活 10g，秦艽 10g，青风藤 15g，海风藤 15g。

3.气血及肝肾亏虚证

证见：身体尪羸，汗出怯冷，腰膝酸软，关节痛反复发作经久不愈，筋挛骨松，关节变形，屈伸不利，或麻木不仁，甚至尻以代踵，舌质淡，苔薄白，脉沉细无力。

治则：祛邪止痛，益肝养肾。

方药：活络效灵丹、独活寄生汤加减：独活 10g，桑寄生 10g，杜仲 10g，牛膝 10g，细辛 6g，秦艽 10g，茯苓 12g，肉桂 6g，防风 10g，川芎 10g，人参 10g，甘草 6g，当归 10g，白芍 10g，地黄 10g，制乳香 6g，制没药 6g，桑枝 30g。

五、裴正学教授用方解析

裴正学教授认为本病治疗基础方为桂枝芍药知母汤。桂枝芍药知母汤出自《金匮要略》"诸肢节疼痛，身体尪羸，脚肿如脱，头眩短气，温温欲呕，桂枝芍药知母汤主之。"该方主治外感风寒，内伤湿滞。外感于寒，则头痛，寒热，肢节疼痛；内伤于湿，则脚肿如脱。寒入肾，湿归脾，寒湿日久，脾肾双亏。脾气虚损，则身体尪羸，温温欲呕；肾气不足，则头眩短气。裴正学教授用此方治疗类风湿性关节炎，附子改用川、草乌各 15g（先煎 1h）、辽细辛 15g（先煎 1h）、雷公藤 15g，外加马钱子 1 个（油炸）恒见明显疗效。方中之桂枝温经通阳、利血脉、化瘀滞、散寒气、调营卫而止痛；芍药养血而柔筋脉，养阴而清郁滞，与桂枝同用，调气血、走关节、利血脉，善于缓急；知母清热除烦，滋阴润燥，和通关节。大剂量乌头无知母则阳盛而阴伤；无桂枝则阳气不能通达四末；无白芍则阳气不能通达于内脏，因此，在此方中，方名中之三药实为乌头之重臣，重臣列名于方首，令主药深藏于内，寓有护卫主上之意。麻黄发汗解表寓开腠理而见阳光之意。白术健脾益气以防药之太过，损伤脾胃；干姜温中、甘草和中；防风祛风胜湿。全方共奏祛风胜湿，散寒止痛之功。

除桂枝芍药知母汤外，桃红四物汤、复方川草乌合剂（川乌、草乌、辽细辛、马钱子、雷公藤）、复方桑枝汤（桑枝、豨莶草、威灵仙、秦艽、青风藤、海风藤、防风）、活络效灵丹、独活寄生汤、芍药甘草三藤瓜（白芍、甘草、青风藤、海风藤、鸡血藤、木瓜、牛膝、生苡仁）、金牛汤（金毛狗脊、牛膝、羌活、生苡仁、鸡血藤）、五米合剂（五加皮、生苡仁、牛膝、破骨纸、苍术、青风藤、海风藤）、羌防芩草汤（防风、黄芩、甘草、当归、知母、茵陈、升麻、葛根、党参、苦参、白术、苍术、茯苓、泽泻）、九味羌活汤、大秦艽汤、鸡鸣散（苏梗、槟榔、木瓜、陈皮、甘草、桂枝、附片、半夏、吴茱萸、何首乌《朱氏经验集》）、五积散（当归、白芍、鹿茸、苍术、厚朴、陈皮、半夏、茯苓、麻黄、白术、桔梗、干姜、肉桂、枳壳《局方》）、麻黄桂枝汤、三因通痹汤等均是裴正学教授在辨证施治下常用方剂。

裴正学教授治疗本病，有其个人显明特点：

其一，他善重用川乌，草乌。裴正学教授谓"寒者阳气不足也，阳愈虚则寒愈甚"，基于这一认识，在治疗类风湿性关节炎时主张重用川乌、草乌，此所谓"益火之源，以消阴翳"。自拟复方川草乌合剂：川乌15g（先煎1h），草乌15g（先煎1h），辽细辛5g（先煎1h），马钱子1个（油炸），雷公藤15g（去皮先煎1h）；其中川、草乌二药之有效成分为乌头碱，有剧毒，但煮沸1h可使有毒成分完全破坏，而有效成分相对保留，因此，川、草乌入药时必须先煎1h。辽细辛之有效成分主要是甲基丁香酚，有毒成分是黄樟醚等。后者挥发性强，长时间煎煮则毒性大减，但影响有效成分之功用小，因此，辽细辛须先煎1h以破坏其毒性。此方之镇痛作用非常显著，其镇痛机制在于激活GABAA受体，抑制NO释放。经过多年临床经验，裴正学教授认为或与糖皮质激素具有相似作用。曾有多例类风湿严重疼痛之患者，服上方非但痛止，病情亦明显控制，临床屡试屡验。

其二，善用活血药物。此为裴正学教授治疗类风湿性关节炎的又一大特点，该病日久常有关节变形，疼痛固定之特征。他认为是寒凝导致血瘀，治疗时常需加当归、丹参、制乳香，制没药以活血通络。他认为阳盛则若阳光之普照，补阳乃"益火之源以消阴翳"，阴翳之邪深入血脉，非活血化瘀之品无以胜之，桃红四物汤堪当此任，古人云："治风先活血，血活风自灭"。无论风、寒、湿、热之邪或正气虚弱，均可导致血瘀的产生。古代亦有医家认识到痹证与瘀血有关，例如《杂病源流犀烛·诸痹源流》曰："痹者，闭也，三气杂至，壅闭经络，气血不行，不能随时祛散，故久而为痹"。《类证治裁·痹证》言：

"痹久而不痊，必有湿痰败血瘀滞经络"。《医林改错》中也明确指出："痹证有瘀血"。故痹证治疗时要兼活血化瘀。

第三，重视扶正固本。裴正学教授认为，无论风寒湿邪，以风为首，寒湿挟之而来，但根本是正虚邪乘虚而入发为本病。痹证日久，耗气伤血，损及脏腑，气血运行不畅日甚，易致瘀血痰浊阻痹，病邪由经络而病及脏腑。现代医学也充分认识到，类风湿性关节炎日久可引起多个系统的病变，其中以免疫系统损伤为根本，继而出现多脏器病变，生物免疫制剂在类风湿性关节炎中的应用由此而生。中医药扶正固本即是调节免疫功能的，而且中医药可以扶正固本与祛邪兼而有之，双管或多管齐下，内容更丰富。如桂枝芍药知母汤中的甘草、白术；独活寄生汤中的八珍；千年牛头汤中当归、丹参；五米牛骨汤中的当归、丹参；薏瓜自破汤中的川芎、何首乌等均为扶正固本之药，他认为"风、寒、湿三气杂者，合而为痹"，三气之杂入，乃"邪之所凑，其气必虚"也。若使三气竭，则正气必充，此可谓"正气存内、邪不可干"也。此为后人治疗痹症提出了另一思路。

第四，重视类风湿性关节炎的调护。基于本病病程长，容易复发的特点，患者应特别注意生活起居，在疾病的急性期或发作期，有发热及关节明显肿痛，应卧床休息。当处于缓解期，应动静结合，防止卧床过久产生关节强直和废用。在整个病程中，应避免寒冷、潮湿、疲劳、精神刺激、外伤及感染等发病诱因。对于病情极为严重者，也不忘积极配合使用免疫抑制剂及生物制剂来治疗类风湿性关节炎。对于有经济困难或条件有限的患者，水煎口服后的中药药渣嘱患者进行局部外敷，可起到一定的活血通络、消肿止痛作用。

总之，裴正学教授治疗类风湿性关节炎常用方药有经方、有时方，目的总以治疗关节疼痛为主，然而各方之适应证又有一定倾斜。九味羌活汤与大秦艽汤适应感冒引发的类风关发作，时感冒尚存，关节痛著，兼有头痛发热等证；如咳嗽，则可与麻杏苡甘汤合用之；复方桑枝汤则适应类风湿性关节炎日久不愈，关节变形，活动及运动障碍者；桂方适应怕冷、虚寒之个体；独活寄生汤与鸡鸣散、五积散之应用常在类风湿性关节炎之疼痛已得到一定程度之控制，机体气血两亏，急需药物调补者；五米合剂与金牛汤则适合合并骨关节退行性变、脊柱强直、坐骨神经痛之患者。除了药方之加减，尚可根据患者病情之变化作个别药物加减：疼痛剧烈加川乌 15g（先煎 1h）、草乌 15g（先煎 1h）；下肢痛重加马钱子 1 个（油炸）；上肢痛重加辽细辛 15g（先煎 1h）；头痛加羌活 10g、独活 10g、防风 10g；腰痛加杜仲 15g、川牛膝 10g、川续断 10g、桑寄生 15g；神经痛加青风藤 10g、海风藤 10g、鸡血藤 10g；背痛加羌活 10g、独活 10g；肩痛加姜黄 10g、寒胜则加麻黄 10g、附子 6g、乌头 10g；热胜加生石膏 30g、生苡仁 20g；预防感冒加玉屏风散；关节变形加萆薢 10g、鸡血藤 15g、鹿衔草 10g；扶正固本加丹参 20g、黄芪 30g、当归 10g、白芍 10g、党参 15g；风盛者加寻骨风 15g、鹿衔草 15g；湿盛者加四妙散；有环形红斑及皮下结节者，加水牛角 30g、丹皮 10g 等。

六、裴正学教授临床病案举例

例1:陈某,女,34岁,手指关节肿痛,晨起僵硬,怕凉,恶风,汗多,RF(+),BP:120/75mmHg,舌淡暗,脉沉细无力。

【西医诊断】类风湿性关节炎。

【中医辨证】风寒湿痹证。

【治则】散寒除湿,疏风通络。

【方药】桂枝芍药知母汤合复方桑枝汤加味:桂枝10g,白芍15g,知母20g,川乌15g(先煎1h),草乌15g(先煎1h),辽细辛15g(先煎1h),马钱子1个(油炸),干姜6g,甘草6g,防风12g,白术10g,麻黄10g,当归10g,黄芪30g,生地12g,桑枝30g,豨莶草15g,威灵仙10g,羌活10g,独活10g,秦艽10g,青风藤15g,海风藤15g。水煎服,一日1剂,共7剂,口服。服药后关节疼痛明显好转,汗出减少。

例2:张某,女,48岁,双手指及腕关节疼痛、变形、晨僵(大于1h)、功能障碍,全身其他关节亦感疼痛,RF(+)。舌质暗苔薄,脉细涩。

【西医诊断】类风湿性关节炎。

【中医辨证】久病入络兼血瘀。

【治则】活血化瘀,通络止痛。

【方药】桂枝芍药知母汤、桃红四物汤、复方桑枝汤加味:桂枝10g,白芍15g,知母20g,川乌15g(先煎1h),草乌15g(先煎1h),辽细辛(先煎1h)15g,马钱子(油炸)1个,干姜6g,甘草6g,防风12g,白术10g,麻黄10g,当归10g,桃仁 10g，红花 6g，川芎 6g，生地 12g，桑枝 30g，豨莶草 15g，威灵仙 10g，羌活 10g，独活 10g、秦艽 10g，青风藤 15g，海风藤 15g。日服 1 剂，服药 7 剂后，各关节疼痛有所缓解，服药 30 剂后症状明显改善，关节疼痛减轻，关节活动灵活。

例 3：王某，女，48 岁，患类风湿性关节炎 5 年，全身关节疼痛，查体可见双手指间关节肿大畸形，舌淡苔薄白，脉涩。

【西医诊断】类风湿性关节炎。

【中医辨证】风寒湿痹证。

【治则】散寒通络，祛风除湿。

【方药】羌防芩草汤合桂枝芍药知母汤加减；羌活 12g，独活 12g，防风 12g，黄芩 10g，甘草 6g，当归 10g，知母 12g，茵陈 20g，升麻 6g，葛根 20g，党参 10g，苦参 10g，白术 10g，苍术 10g，茯苓 12g，泽泻 10g，桂枝 10g，白芍 30g，川乌 15g（先煎 1h），草乌 15g（先煎 1h），雷公藤 15g（先煎 1h），马钱子 1 个（油炸），水煎服，一日 1 剂，服 20 剂，关节不痛，活动如常人。

七、古今各家学说荟萃

《左传》云："风淫末疾"，即受风而得四肢疾病。

《素问·痹论》云："风寒湿三气杂至，合而为痹也。其风气胜者为行痹，寒气胜者为痛痹，湿气胜者为着痹。""以冬遇此者为骨痹，以春遇此者为筋痹，以夏遇此者为脉痹，以至阴遇此者为肌痹，以秋遇此者为皮痹。""肾痹者，善胀，尻以代踵，脊以代头""脾痹者，四肢解堕，发咳呕汁，上为大塞"。

《灵枢·周痹》中说："风寒湿气，客于外分肉之间，迫切而为沫，沫得寒则聚，聚则排分肉而分裂也。分裂则痛，痛则神归之，神归之则热，热则痛解，痛解则厥，厥则他痹发，发则如是。""此内不在藏，而外未发于皮，独居分肉之间，真气不能周，故命曰周痹"。

《金匮要略方论·中风历节病脉证并治》中说："夫风之为病，当半身不遂，或但臂不遂者，此为痹。脉微而数，中风使然"。

《诸病源候论·风病诸候上》中云"风寒湿三气，合而为痹，其三气时来，亦有偏多偏少，而风湿之气偏多者，名风湿痹也……故风湿痹，而复身体手足不随也"。

《外台秘要》中云："白虎病者，大都是风寒暑湿之毒。因虚所致，将摄失理，受此风邪，经脉结滞。"

《济生示》曰："血气不流，蕴于骨节之间，或在四肢，肉色不变，其疾昼轻夜剧，其痛彻骨如虎之啮，名曰白虎之病也"。

《脉因证治·痹》中云："《痹论》中议痹，乃三气皆可客于五脏，其风、寒、湿乘虚而客之故也"。

《证治准绳·痿痹门》中云："行痹者，行而不定也，称为走注疼痛及历节之类也。……痛痹者，疼痛苦楚，其称为痛风及白虎、飞尸之类是也。……着痹者，着而不移，世称为麻木不仁之类是也。痹者，闭也。五脏六腑正气为邪气所闭，则痹而不仁。"

现代医家对本病的认识及治疗想法诸多，可谓百家争鸣。

赵凯教授提出"分邪辨证论治"的治疗思想，根据患者的症状来判断邪气的偏盛，风邪偏盛者，加祛风通络止痛、调和营卫的药物，如：防风、葛根、秦艽、海风藤、全蝎、丝瓜络、蜈蚣、桂枝等；寒邪偏盛者一般加用干姜、麻黄、附子、独活等药物来祛风散寒通络止痛；湿邪偏盛者，可以加薏苡仁、五加皮、防己、白扁豆等药物来利水消肿；热邪偏盛者加黄柏、金银花、连翘、生石膏、知母、虎杖、忍冬藤以清热宣痹止痛；痰浊偏盛者，可加苍术、白芥子、半夏、制胆南星、山慈菇化痰除痹止痛；瘀血偏著者，可加入红花、当归、川芎、丹参、鸡血藤以活血化瘀通络止痛。上肢痛常用羌活、桑枝；臂膀痛常用姜黄；下肢腰膝疼痛常用独活、牛膝、海桐皮，独活常与海桐皮同用祛湿，善于治疗下肢关节疼痛，并且常配伍海风藤祛风通络，伸筋草、透骨草通利关节，附子、川乌散寒止痛，鉴于许多祛风除湿的药物碍于脾胃运化，故常配伍些顾护脾胃之品。

谢师善用虫类、藤类药物，认为藤类药物大多具有舒经活络的功效，临床常用青风藤、鸡血藤、络石藤、忍冬藤等，可兼作为引经药物使药力直达病所，提高临床疗效。取"虫蚁迅速飞走之灵"的特性，使用虫类药物治疗 RA，多常用蜈蚣、全蝎、土鳖虫、僵蚕、乌梢蛇、地龙等。土鳖虫善于破血化瘀止痛，蜈蚣、全蝎、地龙长于祛风通络止痛，蛇类药物走蹿之性可直达病所。

陈湘君治疗 RA，以扶正为主，内外合治，活动期注意益气，如气阴两虚证，需益气清络，兼顾养阴为主，治疗时多以桂枝芍药知母汤合三妙丸加减，外用方则以清热利湿为主，药用透骨草、枯矾、冰片等，缓解期注重补益肝肾，顽症加以虫类通络，肝肾不足多用左归丸，加以鳖甲、龟板、鹿角片等滋补肝肾、温阳通络。痰瘀交阻多以活血化瘀药，如徐长卿、莪术、白芥子、僵蚕、制南星等化痰药，热痹加地龙，夹痰湿者加僵蚕，腰部以上疼痛尤其是肩背疼痛，加蜂房、全蝎，腰部以下痛久者加穿山甲、蜈蚣等。

刘喜德教授根据《素问》："正气内存，邪不可干""邪之所凑，其气必虚"等论述认为，类风湿性关节炎发病之本在于素体禀赋不足导致肝肾亏虚，营卫气血生化不足，正虚为本，邪盛为标。若患者年老气血肝肾亏虚或久病不愈营卫失调，症见日久关节畸形、脱位，肢体萎废，肢体麻木，畏寒恶风，面色苍白无华，乏力纳差，舌质淡苔白，脉沉细无力，可加益气养血、补益肝肾药物，偏于气血营卫不足者可加当归、桂枝、白术、川芎、细辛等，偏补益肝肾者可加鹿角胶、杜仲、鸡血藤、桑寄生、熟地黄、党参等药物。

第五章　强直性脊柱炎

一、生理及病理

强直性脊柱炎（AS）是一种慢性进行性疾病，主要侵犯骶髂关节、脊柱骨突、脊柱旁软组织及外周关节，并可伴发关节外表现。严重者可发生脊柱畸形和关节强直。AS 的病因未明，其病理性标志和早期表现之一为骶髂关节炎和肌腱端炎。外周关节的滑膜炎在组织学上与类风湿关节炎相似，难以区别。脊柱受累到晚期的典型表现为竹节状脊柱。从流行病学调查发现，基因和环境因素在本病的发病中发挥作用。

骶髂关节炎是 AS 的病理标志，也常是其最早的病理表现之一。骶髂关节炎的早期病理变化包括软骨下肉芽组织形成，组织学上可见滑膜增生和淋巴样细胞及浆细胞聚集、淋巴样滤泡形成以及含有 IgG、IgA 和 IgM 的浆细胞。骨骼的侵蚀和软骨的破坏随之发生，然后逐渐被退变的纤维软骨替代，最终发生骨性强直。

脊柱的最初损害是椎间柱纤维环和椎骨边缘连接处的肉芽组织形成，纤维环外层可能最终被骨替代，形成韧带骨赘，进一步发展将形成 X 线所见的竹节样脊柱。脊柱的其他损伤包括弥漫性骨质疏松、邻近椎间盘边缘的椎体破坏、椎体方形变及椎间盘强直。其他脊柱关节病也可观察到相似的中轴关节病理学改变。

　　肌腱端炎是在韧带或肌腱附着于骨的部位发生的炎症，在强直性脊柱炎常发生于脊柱和骨盆周围，最终可能导致骨化，这是脊柱关节病的另一病理标志，在其他脊柱关节病则以外周如跟腱附着于跟骨的部位更常见。

二、诊断及治疗

（一）临床诊断

1.临床表现

　　（1）全身表现：一般起病比较隐匿，早期可见轻度厌食、低热、乏力等非特异性全身症状。重症者有发热、疲倦、消瘦、贫血或其他器官受累。

　　（2）关节表现：早期症状多见于隐袭起病的慢性腰痛，疼痛开始可以是单侧间断性，数月内渐变成持续性，双侧受累，下腰区僵硬疼痛。次常见症状的早期症状是背部发僵，以晨起为著，轻微活动或热水淋浴后减轻。维持一个姿势过久可加重腰痛和僵硬感。外周关节受累，多以肩、髋居多，常为非对称性，膝踝关节受累也常见，肘和手足关节也可能受累，但很少累及手指小关节，而且不出现手关节骨质破坏。髋关节破坏、强直是强直性脊柱炎致残的主要原因。疾病晚期常出现髋关节的屈曲挛缩，并引起特征性的固定步态；直立位时双膝关节被迫维持某种程度的屈曲。

（3）关节外表现：①最常见于急性虹膜炎，症见眼痛、畏光、流泪和视物模糊。可在病程的任何时期，典型的发病方式为单侧急性发作。②心血管系统受累少见，主要见于升主动脉炎、主动脉瓣关闭不全和传导障碍。而二尖瓣关闭不全、二尖瓣脱垂及心包炎、心包积液少见。③肺实质病变少见，多在病变 20 年后出现，可出现咳嗽、呼吸困难，偶有咯血。④神经系统病变的出现最常与脊柱骨折、脱位或马尾综合征相关。

（4）体征：骶髂关节和椎旁肌肉压痛为本病早期的阳性体征。①枕壁试验：正常人在立正姿势双足跟紧贴墙根时，后枕部应贴近墙壁而无间隙。而颈僵直和胸椎段畸形后凸者该间隙增大至几厘米以上，致使枕部不能贴壁。②扩胸度：在第 4 肋间隙水平测量深吸气和深呼气时胸廓扩展范围，两者之差的正常值不小于 2.5。而有肋骨和脊椎广泛受累者则使胸廓扩张减少。③ Schober 试验：于双髂后上棘连线中点上方垂直距离 10cm 处作出标记，然后嘱患者弯腰（保持双膝直立位）测量脊柱最大前屈度，两者距离在 5cm 以上为正常，脊柱受累者则增加距离少于 4cm。④骨盆按压：患者侧卧，从另一侧按压骨盆可引起骶髂关节疼痛。⑤ Patrick 试验（下肢"4"字试验）：患者仰卧，一侧膝屈曲并将足跟放置到对侧伸直的膝上。检查者用一只手下压屈曲的膝(此时髋关节在屈曲、外展和外旋位)，并用另一只手压对侧骨盆，可引出对侧骶髂关节疼痛则视为阳性。有膝或髋关节病变者也不能完成"4"字试验。

2. 鉴别诊断

（1）类风湿关节炎（RA）：AS 在男性多发，而 RA 女性居多；AS 无一例外有骶髂关节受累，RA 则很少有骶髂关节病变；AS 为全脊柱自下而上受累，RA 只侵犯颈椎；外周关节炎在 AS 为少数关节、非对称性，且以下肢关节为主，在 RA 则为多关节、对称性和四肢大小关节均可发病；AS 无 RA 可见的类风湿结节；AS 的 RF 阴性，而 RA 的阳性率占 60％～95％；AS 以 HLA-B27 阳性居多，而 RA 则与 HLA-DR4 相关。AS 与 RA 发生在同一患者的机遇为 1/（10 万～20 万）。

（2）腰椎间盘突出：腰椎间盘突出是引起腰背痛的常见原因之一。该病为急性发病，限于腰部疼痛，活动后加重，休息后缓解，无疲劳感、消瘦、发热等全身表现。所有实验室检查包括血沉均正常。它和 AS 的主要区别可通过 CT、MRI 或椎管造影检查得到确诊。

（3）弥漫性特发性骨肥厚综合征：该病发病多见于中老年人，一般只累及胸腰段以上的脊柱，以前纵韧带肌腱、韧带附着处骨肥厚为特征。患者可有脊椎痛、僵硬感以及逐渐加重的脊柱运动受限。其临床表现和 X 线所见常与 AS 相似。但是，该病 X 线可见韧带钙化，常累及颈椎和低位胸椎，经常可见连接至少四节椎体前外侧的流注形钙化与骨化，而骶髂关节和脊椎骨突关节无侵蚀，晨起僵硬感不加重，血沉正常及 HLA-B27 阴性。根据以上特点可将该病和 AS 区别开。

（4）髂骨致密性骨炎：本病多见于青年女性，尤其是有多次怀孕、分娩或长期从事站立职业的女性，多表现为对称或不对称的慢性腰骶部疼痛和发僵。临床检查除腰部肌肉紧张外无其他异常。诊断主要依靠 X 线前后位平片，其典型表现为在髂骨沿骶髂关节之中下 2/3 部位有明显的骨硬化区，呈三角形者尖端向上，密度均匀，不侵犯骶髂关节面，无关节狭窄或糜烂，故不同于 AS。

（5）脊柱骨性关节病：常见于中老年人，X 线表现为椎体唇样增生，椎间隙不对称性狭窄，无韧带骨化、竹节样变，很少累及椎小关节，累及骶髂关节时主要表现为骨下骨硬化、关节间隙狭窄及关节下部骨桥形成。

（二）西医治疗

1. 药物治疗

①非甾体类抗炎药（简称 NSAID）：该类药物可迅速改善疼痛和晨僵，减轻关节肿胀和疼痛，增加活动范围，可作为各期 AS 患者的首选治疗。无论选择何种 NSAID，剂量都应个体化。NSAID 通常需要使用 2 个月左右，待症状完全控制后减少剂量，以最小有效量巩固一段时间，再考虑停药，过快停药容易引起症状反复。②柳氮磺吡啶：本品可改善 AS 的关节疼痛、肿胀和发僵，并可降低血清 lgA 水平等其他实验室活动性指标，特别适用于改善 AS 患者的外周关节炎，并对本病并发的前色素膜炎有预防复发和减轻病变的作用。本品的不良反应包括消化系症状，皮疹，血细胞减少，头痛，头晕以及男性精子减少及形态异常（停药可恢复）。磺胺过敏者禁用。③甲氨蝶呤：本药抑制细胞内二氢叶酸还原酶，使嘌呤

合成受抑，同时具有抗炎作用。活动性 AS 患者经柳氮磺吡啶和非甾类抗炎药治疗无效时，可采用甲氨蝶呤。但经对比观察发现，本品仅对外周关节炎、腰背痛、发僵、虹膜炎、血沉、C 反应蛋白水平有改善作用，而对中轴关节的放射线病变无改善证据。④糖皮质激素：口服糖皮质激素在 AS 的长期治疗中毫无意义，因其副作用大，且不能阻止 AS 的病程。少数病例在使用大剂量抗炎药也不能控制症状时，对其他治疗仍不能控制的下背痛，在 CT 指导下行皮质类固醇骶髂关节注射，部分患者可改善症状，疗效可持续 3 个月左右。本病伴发的长期单关节（如膝）积液，可行长效皮质激素关节腔注射。重复注射应间隔 3～4 周，一般不超过 2～3 次。⑤沙利度胺（反应停）：该药具有特异性免疫调节作用，能抑制单核细胞产生 TNF－a，也能协同刺激人 T 淋巴细胞、辅助 T 细胞应答，还可以抑制血管形成和黏附分子活性。该药使用后临床症状、血沉及 C 反应蛋白均明显改善。初始剂量 50mg/d，每 10 天递增 50mg，至 200mg/d 维持，国外有用 300mg/d 维持。用量不足则疗效不佳，停药后症状易迅速复发。本品的不良反应有强烈致畸作用，嗜睡，口渴，血细胞下降，肝酶增高，镜下血尿及指端麻刺感等。因此对选用此种治疗者应做严密观察，在用药初期应每周查血和尿常规，每 2～4 周查肝肾功能。对长期用药者应定期做神经系统检查，以便及时发现可能出现的外周神经炎。⑥生物制剂：抗肿瘤坏死因子－α 用于治疗活动性或对抗炎药治疗无效的 AS。

2. 其他治疗

①体育疗法：明确体疗的重要性，经过功能锻炼，可以保持脊柱的生理曲度，保持胸廓活动度，和防止肢体的废用性萎缩，定时进行深呼吸和扩胸运动，俯卧撑、仰卧起坐等，一般不宜剧烈运动。跑步对髋关节受累患者不适宜，应散步，作关节操为宜。②针灸疗法：病在脊椎，选穴多在脊椎及两旁。如大椎、陶道、脊中、命门、肾俞、阳关、腰俞、环跳、委中、承山等穴。③物理疗法：对患者功能康复具有重要意义，应予及早地长期地进行康复理疗，有利于保持或恢复肢体功能。④醋离子导入疗法：用 10ml 醋均匀洒在作用极导板上，放置罹患部位，接阴极，非作用极接阳极，对置法 20min，每日或隔日一次，20 次为一疗程，对消炎、退肿止痛均有效。⑤短波、微波疗法：属高频电疗法，能深部透热，改善血液循环，促进关节病理代谢产物消散，有利于骨与软骨的营养。⑥音频电疗：具有消炎、镇痛、松解组织的作用，并能促进局部血液循环，改善骨及软骨的营养作用。每日 1 次，每次 20min，20 次为一疗程。⑦中药药浴与中药蒸气浴：采用活血通络中药，浸浴或熏蒸。⑧手术疗法：髋关节受累引起的关节间隙狭窄，强直和畸形，是本病致残的主要原因。为了改善患者的关节功能和生活质量，人工全髋关节置换术是最佳选择。置换术后绝大多数患者的关节痛得到控制，部分患者的功能恢复正常或接近正常，置入关节的寿命90%到10年以上。

三、裴正学教授思维方法

裴正学教授认为，与免疫系统有关的关节疾患中，最易累及脊柱关节之关节病为强直性脊柱炎，此种脊柱炎又名血清阴性脊柱病，盖其抗风湿因子（抗"0"）、类风湿因子（RF均为阴性。此病除侵犯脊柱关节外，尚可侵犯骶髂关节。因为骶髂关节是不活动关节，相对固定，其疼痛仅系困重感或不舒感，故而不能引起患者注意，其实骶髂关节之损害常贯穿于强直性脊柱炎之始终。故裴正学教授在临床，除对此类患者拍 X 光脊柱正侧位片外，还必须拍骶髂关节片。只有骶髂关节片阳性与血清学之阴性相结合才能确诊此病。本病一般起病比较隐匿，早期可见轻度厌食、低热、乏力等非特异性全身症状。重症者有发热、疲倦、消瘦、贫血或其他器官受累。同时出现关节表现及关节外表现。患者可见血沉增快、C 反应蛋白增高、类风湿因子阴性、抗核抗体阴性、免疫球蛋白轻度升高，HLA－B27 检测偶尔对强直性脊柱炎的诊断有帮助。

从中医角度而言，裴正学教授认为本病发生无非先天不足，外邪侵袭而致。肾藏精，主骨，藏真阴而寓元阳，为先天之本。由于先天禀赋不足，加之后天失调，或房事过度，耗伤真阴，损伤元阳，使精血不足，肾阳衰弱，不能充骨生髓，温养督脉，督脉循身之背中，总督诸阳，为阳脉之海，督脉空虚，脊柱失养，抗邪无力，成为罹患本病的重要内凶。寒湿热之邪是引起本病的外因，如久居寒冷潮湿之地，或饮酒当风，或汗出入水，或贪凉卧露等使寒湿之邪乘虚而入，凝滞筋骨关节，导致督脉不利，气血痹阻，血脉痹阻，瘀血痰浊闭阻经脉交结为患。

本病起病缓慢，多呈隐袭性。本病性质为本虚标实，肝肾督脉虚损为本，风、寒、湿、热及痰浊瘀血为标。肾虚精亏，邪滞督脉，故当以补虚壮督，祛邪行滞为治疗大法，补虚重在温补肾阳，填补肾精，祛邪包括温散寒湿，清利湿热，活血，祛瘀通络等。其常用方剂有千年牛头汤、五米牛骨汤、金牛白活汤、独活寄生汤、薏瓜自破汤、桃红四物汤、复方川草乌合剂、羌活胜湿汤、桂附八味丸、活络效灵丹、桂枝芍药知母汤、复方桑枝汤等。

四、中医辨证分型及方药

1. 肾阳虚衰，寒湿痹阻证

证见：腰髋冷痛，脊柱活动受限，腰膝酸软，畏寒喜暖，天阴加重，小便频多，舌质淡苔白腻，脉沉细或弦紧。

治则：温补肾阳，散寒祛湿。

方药：千年牛头汤、复方川草乌合剂、羌活胜湿汤加减：千年健10g，川牛膝15g，川乌15g（生煎1h），草乌15g（先煎1h），桃仁10g，红花6g，马钱子1个（油炸），苍术10g，青风藤15g，海风藤15g，当归10g，丹参15g，生乳香15g，生没药15g，桂枝10g，羌活10g，独活15g，薏苡仁30g，威灵仙10g，水牛角10g，辽细辛15g（先煎1h），雷公藤15g（去皮先煎1h）。

2. 肝肾阴虚，湿热痹阻证

证见：腰髋关节疼痛，腰部平坦，脊椎强直转侧活动受限，腰膝酸软，头晕神乏，肢体沉重，纳食不馨，苔黄腻，舌红，脉濡数。

治则：滋养肝肾，清热利湿。

方药：五米牛骨汤、知柏地黄汤加减：五加皮 10g，薏苡仁 30g，牛膝 15g，骨碎补 10g，薄荷 6g，苍术 10g，海风藤 15g，青风藤 15g，何首乌 15g，寻骨风 10g，知母 10g，黄柏 10g，熟地黄 10g，山药 15g，泽泻 15g，茯苓 15g，丹皮 12g，山萸肉 10g。

3. 督脉空虚，痰瘀痹阻证

证见：腰脊疼痛，颈椎僵硬不利，转侧活动受限，头晕，腰膝酸软乏力，畏寒怕冷，尿频，苔薄腻，脉沉细滑。

治则：益肾壮督，化痰通络。

方药：金牛白活汤和桂附八味丸加减：金毛狗脊 10g，怀牛膝 15g，白芍 15g，羌活 10g，独活 15g，薏苡仁 30g，桂枝 10g，鸡血藤 15g，熟地黄 10g，山萸肉 10g，山药 10g，泽泻 10g，杜仲 10g，桑寄生 20g，苍术 10g，白芥子 10g，乌蛇 10g，全蝎 5g，蜈蚣 5g。

4. 气血亏损，督脉瘀阻证

证见：腰脊疼痛，僵硬转侧活动受限，面色少华，头晕心悸气短，苔薄舌淡，脉细。

治则：益气养血，化瘀通络。

方药：独活寄生汤、薏瓜自破汤加减：薏苡仁 30g，木瓜

30g, 自然铜 10g, 补骨脂 10g, 川乌 15g（生煎 1h）、草乌 15g（先煎 1h）、土鳖虫 10g，独活 10g，桑寄生 10g，杜仲 10g，牛膝 15g，辽细辛 15g（先煎 1h），秦艽 10g，防风 10g，川芎 10g，党参 10g，甘草 6g，当归 10g，芍药 10g，地黄 12g。

五、裴正学教授用方解析

裴正学教授认为，中医中药治疗此病方法较多，综合疗效较好。强直性脊柱炎与免疫系统的关系密切，他将中医扶正固本调节免疫功能作为本病治本之法，贯穿于辨证施治的始终。上述四个分型概括了强直性脊柱炎的基本临床表现，所提供方药仅适应于基本的对症治疗，因其证可兼夹，不能截然分开，均需临证辨证施治。临床常用方剂有，千年牛头汤、复方川草乌合剂、金牛白活汤、薏瓜自破汤、五米牛骨汤、独活寄生汤、桂附八味丸、八珍汤、身痛逐瘀汤、羌活胜湿汤、桂附八味丸等均是他在辨证施治下常用方剂。另外，复方桑枝汤、大秦艽汤、桂枝芍药知母汤、桃红四物汤、活络效灵丹等也可辨证用之。

论督脉空虚，痰瘀痹阻证，还是气血亏损，督脉瘀阻证，裴正学教授处方中总以桑寄生、牛膝、杜仲补肾强脊，《本草汇言》谓："下焦之虚，非杜仲不去；下焦之湿，非杜仲不利；足胫之酸非杜仲不去；腰膝之痛，非杜仲不除"。牛膝主下部血分，杜仲主下部气分，二者相须为用。现代药理研究表明，杜仲对细胞免疫显示双向调节作用，对体液免疫有一定抑制作用。牛膝有较强的抗炎、消肿作用。牛膝的醇提物可以增大骨小梁密度、面积、总体积及密质骨面积，减小骨髓腔面积，阻止维甲酸所造成的大鼠骨矿质的丢失，提高骨密度。此外，恐补肾之力不足，还辨证应用金毛狗脊、补骨脂。方中所用虫类药物，搜风通络，透骨止痹。不仅具有"虫蚁搜剔"之性，且均含有动物异体蛋白质，对机体的补养调整有特殊作用，特别是蛇类还能促进垂体前叶促肾上腺皮质激素的合成与释放，使血中这种激素浓度升高，从而达到抗炎、消肿、止痛的效果。

此外他也常以桂枝芍药知母汤、复方桑枝汤辨证施治。前者温阳通络而止痛，后者乃清热通络而止痛；前者之主证恶寒而冷痛，后者之主证恶热而灼痛。特别强调，在整个治疗过程中不忘活血化瘀和顾护脾胃。

药物加减方面：疼痛甚者，加乳香、没药、制马钱子、川草乌合剂；寒邪甚者，加麻黄、鹿角、附子、桂枝；湿邪胜者，加苍术、汉防已、薏苡仁、白术；风邪偏甚，加羌活、威灵仙；脊柱僵硬者，加延胡索、蜈蚣、虎杖；关节屈伸不利者，加木瓜、伸筋草、马鞭草、岗稔根；热盛者，加防己、知母、忍冬藤、白花蛇舌草、鹿衔草、生石膏；关节肿胀，加萆薢、鸡血藤、车前子；腰痛明显，加川续断、川牛膝、桑寄生、生苡仁；合并坐骨神经痛，加马钱子、清风藤、海风藤、鸡血藤；骨质脱钙者，加煅瓦楞子、生龙骨、生牡蛎，乌贼骨等。

六、裴正学教授临床病案举例

例 1：陈某，男，20 岁，腰髋冷痛，脊柱活动受限，腰膝酸软，畏寒喜暖，天阴加重，小便频多，舌质淡苔白腻，脉沉细或弦紧。辅助检查：HLA－B27（阳性）。

【西医诊断】强直性脊柱炎。

【中医辨证】寒湿痹阻。

【治则】温补肾阳，散寒祛湿。

【方药】复方川草乌合剂加味：川乌 15g（先煎），草乌 15g（先煎 1h），辽细辛 15g（先煎 1h），马钱子 1 个（油炸），雷公藤 15g（去皮先煎 1h），熟地黄 15g，杜仲 15g，肉桂 3g，怀牛膝 15g，独活 15g，当归 10g，川续断 10g，防风 10g，虎杖 15g，秦艽 10g，白芍 15g，党参 15g，茯苓 15g，补骨脂 10g，巴戟天 10g，刘寄奴 15g，水煎服，一日 1 剂，服药 20 剂，腰髋冷痛、脊柱活动受限、腰膝酸软明显好转。

例 2：刘某，男，38 岁，腰髋关节疼痛，腰部平坦，脊椎强直转侧活动受限，腰膝酸软，头晕神乏，肢体沉重，纳食不馨，苔黄腻，舌红，脉濡数。辅助检查：X 线片示：软骨下骨缘模糊，骨质糜烂，关节间隙模糊；HLA－B27（阴性）。

【西医诊断】强直性脊柱炎。

【中医辨证】湿热痹阻。

【治则】滋养肝肾，清热利湿。

【方药】桂枝芍药知母汤、桂附八味丸加减：知母 10g，黄柏 10g，苍术 10g，薏苡仁 30g，熟地黄 10g，忍冬藤 30g，山药 15g，泽泻 15g，牛膝 15g，茯苓 15g，丹皮 12g，山萸肉 10g，青风藤 20g，络石藤 20g，马钱子 1 个（油炸），乳香 6g，没药 6g，延胡索 10g，川楝子 20g。水煎服，一日 1 剂，服药 30 剂，腰髋关节疼痛，脊柱活动受限，腰膝酸软明显好转。

例 3：李某，女，46 岁，腰脊疼痛，颈椎僵硬不利，转侧活动受限，头晕腰膝酸软乏力，畏寒怕冷，尿频，苔薄腻，脉沉细滑。辅助检查：X 线片示：软骨下骨缘模糊，骨质糜烂，关节间隙变窄；HLA－B27（阳性）。

【西医诊断】强直性脊柱炎。

【中医辨证】痰瘀痹阻。

【治则】益肾壮督，化痰通络。

【方药】桂附八味丸加减：熟附子 10g，熟地黄 10g，肉桂 5g，山萸肉 10g，山药 10g，泽泻 10g，鹿角胶 10g，菟丝子 15g，怀牛膝 15g，狗脊 15g，杜仲 10g，独活 15g，桑寄生 20g，苍术 10g，白芥子 10g，全蝎 5g，蜈蚣 5g，川乌 15g（先煎 1h），草乌 15g（先煎 1h），辽细辛 15g（先煎 1h），马钱子 1 个（油炸），雷公藤 15g（先煎 1h），木瓜 10g，伸筋草 15g，马鞭草 15g。水煎服，日服 1 剂，服药 30 剂，腰脊疼痛，颈椎僵硬不利，转侧活动受限，头晕腰膝酸软乏力，畏寒怕冷明显好转。

七、古今各家学说荟萃

《素问·痹论》指出："骨痹不已，复感于邪，内舍于肾……肾痹者，善胀，尻以代踵，脊以代头"，形象地描述了强直性脊柱炎的晚期症状，并认为肾虚为其发病内因，感受外邪或外伤为其诱发因素。

《素问·长刺节论》云："病在骨，骨重不可举，骨髓酸痛，寒气至，名曰骨痹。"提示了该病的病位在骨、在肾。

《诸病源候论·背偻候》云："肝主筋而藏血，血为阴，气为阳，阳气盛，精则养神，柔则养筋，阴阳和同，则气血调适，共相荣养也，邪不能伤，若虚则受风，风寒搏于脊膂，冷则挛急，故令背偻。"说明肝肾不足，劳伤气血，风寒水湿内侵是腰痛的病因病机。

《丹溪心法·腰痛七十三》："腰痛湿热、肾虚、瘀血、挫伤、有痰积"，"腰者肾之外候……盖诸经皆贯于肾而络于腰脊，肾气一虚，凡冲寒受湿，伤冷蓄热，血涩气滞，水积堕伤，与失志作劳，种种腰痛叠见而层出矣"，可见腰背痛与肾虚、风、寒、湿、热、痰、瘀、燥、闪挫有关。

《医林改错》中提出"痹证有瘀血说"，在治疗上提示，有难治性痹证久治不愈时，应考虑用活血化瘀药，故高处坠堕、跌仆损伤等导致瘀血停着，也是本病发病的重要因素。

现代医家对本病的治疗有不同的见解

纪伟等研究认为雷公藤多苷因其消炎镇痛、免疫抑制的作用，在治疗 AS 方面具有独特疗效，并与 SASP 进行对照，发现其在改善 AS 患者 BASDIA、BASFI、BAS-G 等指标上要优于 SASP。

梁善浩等分析了近 10 年文献中关于雷公藤多苷治疗 AS 的临床报告，认为雷公藤多苷在治疗 AS 方面是有其临床疗效的，但是与中药复方相比又有其不足之处。

谷慧敏等使用敦复汤（人参、黑附子、山药、补骨脂、核桃仁、山萸肉、茯苓、鸡内金等）治疗 AS 患者，并与西药组（口服双氯芬酸钠缓释片）进行对比，结果发现服用敦复汤的 AS 患者在 ESR、CRP、TNF-α、PLT 等各项指标的水平下降程度要大于西药组，且临床不良反应发生率也明显低于西药组。

易竞阳对临床 43 例服用强督通络方（杜仲、金毛狗脊、熟地黄、制附子、独活、续断、川牛膝、补骨脂、羌活、泽兰等）的 AS 患者进行疗效观察，并与西药组（美洛昔康联合沙利度胺）进行对照，强督通络方组的临床治疗总有效率为 40%，高于西药组的 36%。

第六章 白塞病

一、生理及病理

白塞病（BD）或称白塞综合征，是一种全身慢性疾病，多以口腔溃疡、外阴溃疡、眼炎及皮肤损害为临床常见特征，但关节、心血管、胃肠道、神经系统、肺、肾等全身各种脏器均可受累。本病主要的病理改变是血管炎。可累及全身大小血管，包括肾动脉、肺动脉、主动脉、肺静脉、下腔动脉和静脉，但一般以小静脉、小动脉和微血管为主，特别是细小静脉，表现为渗出和增生性病变。病变早期小血管壁及其周围有单核细胞、淋巴细胞和中性粒细胞浸润。类似于白细胞破碎性血管炎。临床也可表现为过敏性血管炎征象，血管腔充血、管壁水肿、炎细胞浸润、红细胞外溢、纤维素样变性和坏死及免疫复合物沉积。可出现坏死性血管炎，导致动脉瘤或破裂出血。晚期显示淋巴细胞性血管周围炎。增生性病变为内皮细胞和外膜细胞增生，管壁增厚，管腔狭窄，肉芽肿形成，并有少量巨核细胞，在皮肤，黏膜、眼、肺、消化道和神经系统等部位均可显示血管炎和由血管炎引起的继发性病变。

二、诊断及治疗

（一）临床诊断

1.临床表现

临床上以口腔溃疡、生殖器溃疡、皮肤和眼部病变最为常见，但关节、心血管、胃肠道、神经系统、肺、肾等脏器均可受累。

（1）局部症状

①口腔溃疡：几乎所有患者均有口腔溃疡，并且绝大多数患者以口腔溃疡为首发症状，每年发作至少3次。

②生殖器溃疡：80%左右的患者发生生殖器溃疡。病变类似于口腔溃疡，但比口腔溃疡深大，数目少，愈合慢，可留瘢痕。常见的部位是女性患者的大、小阴唇，其次为阴道，男性的阴囊和阴茎，也可出现在会阴或肛门周围。

③眼炎：约50%的患者出现眼部损害。最常见的眼部病变是葡萄膜炎。

④皮肤病变：本病的皮肤病变约96%，表现为结节性红斑、毛囊炎样损害、多形红斑、环状红斑、脓疱疹、大疱性坏死、紫癜及浅表性静脉炎等。其中以结节红斑最为常见且具有特异性。

（2）系统症状

①消化道病变：全消化道均可受累，是本病最常受损的部位。可以出现于食管、胃、肠道的任何部位，单发或多发，严重溃疡可出现出血、穿孔，引起较严重的并发症。

②神经系统病变：见于约10％的患者，此系统受累是白塞病的严重病变，治疗效果差，复发率高，是本病死亡的主要原因。

③关节病变：30％～60％的白塞病患者出现关节病变，表现为关节疼痛、肿胀和功能障碍。大小关节均可受累，可单发或多发，以膝关节和踝关节最为常见，其次为腕和肘关节，呈对称性或非对称性分布，反复发作与自行缓解交替，一般不遗留畸形。

④血管病变：全身大小血管均可受累。10％的患者出现大中血管炎，即指任何部位的大中动脉炎和大中静脉炎。

⑤其他：可出现全身症状，发热、全身淋巴结肿大等。本病肺部的病变可因肺的小动脉炎出现肺动脉瘤、肺栓塞、胸膜炎，表现咯血、胸痛、气短、肺梗死等，但发病较少。肾脏损害可有血尿、蛋白尿，但多为一过性，症状较轻，不影响肾功能。约4.5％患者出现附睾炎，表现附睾肿大、疼痛和压痛，适当治疗后能完全消失。

2. 相关检查

（1）常规检查

①血液学检查：活动期可有外周血白细胞轻度升高、血沉增快、C反应蛋白增高、轻度球蛋白增高。慢性疾病可有轻中度贫血。活动期可表现为抗核抗体谱、类风湿因子常常阴性。补体升高，血清免疫球蛋白，尤其是lgA偶尔增高。少数病人抗心磷脂抗体、抗中性粒细胞胞浆抗体阳性。肝肾功能、血尿酸多正常。

②针刺反应：这是本病目前唯一的特异性较强的试验，显示皮肤对单纯外部刺激的高反应性。做法是用无菌皮内针头在前臂屈面的中部刺入皮内 5mm，然后退出，24 ~ 48h 后观察针头刺入处的皮肤反应，局部直径 >2mm 的红丘疹或红丘疹伴有脓疱疹则视为阳性，应进行多部位穿刺判断。病人在接受静脉穿刺的检查或肌肉注射的治疗时，也往往出现针刺反应阳性。静脉穿刺出现阳性率高于皮内穿刺的阳性。针刺的阳性反应与疾病的活动呈正相关。本试验假阳性较少，其特异性高达 90%。

③ HLA－B5（B51）的检测：约半数以上患者 HLA－B5（尤其 HLA－B51）阳性。HLA－B5（B51）具有白塞病基因的决定簇，它可能起自身抗原的作用。在有严重内脏病变和眼病的 BD，HLA－B5（B51）的阳性率较无内脏病变和眼病者高，因此，它也被认为与该疾病的严重性相关。

（2）其他相关检查：根据患者的临床表现进行受累系统的相关检查，如：胸片、超声心动图、消化道造影、内镜检查、CT、核磁共振等影像学检查。也可行脑脊液检查及脑电图等了解中枢神经系统受累情况，行血管造影了解大中动、静脉受累情况。

3. 诊断标准

本病无特异性血清学及病理学特点，诊断主要根据临床症状，故应注意详尽的病史采集及典型的临床表现。

1. 反复口腔溃疡	1年内反复发作3次。由医师观察到或患者诉说有阿弗他溃疡。
2. 反复外阴溃疡	由医师观察到或患者诉说外阴部有阿弗他溃疡或瘢痕。
3. 眼病变	前和（或）后色素膜炎、裂隙灯检查时玻璃体内有细胞出现或由眼科医师观察到视网膜血管炎。
4. 皮肤病变	由医师观察到或患者诉说的结节性红斑、假性毛囊炎或丘疹性脓疱，或未服用糖皮质激素的非青春期患者出现痤疮样结节。
5. 针刺试验阳性	试验后24～48h由医师看结果。

注：本标准的敏感性为91%，特异性为96%。

以上条件中有反复口腔溃疡并有其他4项中2项以上者，可诊断为本病，但需除外其他疾病。其他与本病密切相关并有利于诊断的症状有：关节痛或关节炎、皮下栓塞性静脉炎、深部静脉栓塞、动脉栓塞和（或）动脉瘤、中枢神经病变、消化道溃疡、附睾炎和家族史。

4. 鉴别诊断

由于白塞病缺少特异的实验室检查手段，所以它的诊断主要还是依靠临床标准。典型的白塞病诊断并不困难，但不典型的诊断比较困难，且本病的口腔溃疡、关节炎、血管炎可在多种风湿性疾病出现，因而需要和其他疾病鉴别。

（1）系统性红斑狼疮：多见于育龄期妇女，虽然出现口腔溃疡等皮肤黏膜的损害，但皮疹多为颜面红斑，伴有多脏器损伤，尤以肾脏损伤多见。免疫学检查中抗核抗体谱常为阳性，免疫球蛋白增高及补体下降均有助于鉴别。

（2）结节性红斑：是真皮血管和脂肪组织的一种反应性

炎性疾病，可能和感染、药物、恶性肿瘤和自身免疫病有关。皮下结节好发于小腿伸侧，略高出皮面，呈鲜红或暗红色，有疼痛及压痛，消退后不留萎缩性瘢痕。

（3）强直性脊柱炎：多见于男性，虽可出现虹膜炎等眼部损害，但主要侵犯脊柱和骶髂关节，导致关节骨性强直，椎间韧带钙化，脊柱 X 线呈竹节样改变，多见非对称性下肢大关节炎，RF 阴性，HLA-B27 阳性。

（4）反应性关节炎：患者可表现尿道炎、关节炎、结膜炎、旋涡状龟头炎、溢脓性皮肤角化病、黏膜溃疡、发热等症状，但男性多见，起病急，发病前常有肠道或泌尿道感染史，可出现非对称性下肢大关节受累，非对称性骶髂关节炎。RF 阴性，80％患者 HLA-B27 阳性。

（5）大动脉炎：好发于 40 岁以下，因主动脉及其分支的慢性炎症导致血管闭塞，可表现单侧或双侧肢体缺血的表现，如动脉搏动减弱或消失，血压降低或测不出，也可表现脑动脉缺血症状及颈部血管杂音。一般无口腔及外生殖器溃疡表现，针刺试验阴性。

（二）西医治疗

1.药物治疗

（1）非甾体抗炎药：具有消炎镇痛、退热作用。对缓解发热、皮肤结节红斑、生殖器溃疡疼痛及关节炎症状有一定疗效。

（2）糖皮质激素：对有眼、大血管、肺、神经系统、消化道受累者，在病程急性期、炎症反应显著及高热时，糖皮质激素对控制急性症状有效，常用量为中等剂量。重症患者如严重眼炎、中枢神经系统病变、严重血管炎患者可考虑试用"冲击疗法"，静脉应用大剂量冲击。

（3）免疫抑制剂：重要脏器损害时应选用此类药。近来主张小剂量肾上腺皮质激素联合免疫抑制剂治疗，能提高疗效同时减少糖皮质激素的用量。但此类药物副作用较大，用药时应注意严密监测。具体药物有①环磷酰胺（CTX）②唑嘌呤③甲氨蝶呤（MTX）④柳氮磺胺吡啶⑤环孢素A。

（4）秋水仙碱：可抑制中性粒细胞趋化，对关节病变、结节红斑、口腔和生殖器溃疡、眼色素膜炎均有效，应注意肝、肾损害，粒细胞减少等不良反应。

（5）沙利度胺：对于治疗顽固的口腔、生殖器溃疡等皮肤黏膜损害较为有效，宜从小剂量开始。因该药服用后常有头晕、嗜睡副作用，故建议患者晚上睡前服用。

（6）生物制剂干扰素：对口腔溃疡、皮肤病变及关节炎症状有一定疗效，也可用于眼部病变的急性期治疗。

（7）肿瘤坏死因子（TNF）单克隆抗体：多用于治疗复发性色素膜炎，也有用于糖皮质激素及免疫抑制剂仍无法控制的顽固性的皮肤黏膜损害，但需临床进一步观察。

（8）植物药：雷公藤多苷对口腔溃疡、皮下结节、关节病、眼炎有肯定疗效，对肠道病变疗效较差。副作用主要为性腺抑制及肝损害。

（9）对症治疗：①对于有血栓性静脉炎的患者，可短期使用抗凝药及抗纤维蛋白疗法治疗，但长期应用的相关报道少，建议监测凝血指标。如果血栓不广泛，可采用抗血小板药物（阿司匹林、双嘧达莫）。②患者如有结核病或有结核病史，结核菌素试验（PPD）皮试强阳性时，可试行抗结核治疗，至少3个月以上并观察疗效。

2. 其他治疗

（1）局部治疗：肿痛消橡皮膏外贴，消肿祛痛灵外敷，可消肿止痛。口腔及外阴溃疡可用冰硼散、锡类散、糖皮质激素膏（如1%氢化可的松软膏剂，或0.1%地塞米松软膏剂，或0.1%曲安奈德软膏剂）外涂，生殖器溃疡用1：5000高锰酸钾溶液清洗后加用抗生素软膏。眼结膜炎、角膜炎可应用皮质激素眼膏或滴眼液，眼色素膜炎须应用散瞳剂以防止炎症后粘连，重症眼炎者可在球结膜下注射肾上腺皮质激素。

（2）手术疗法：重症白塞病并发肠穿孔，持续性肠出血时可行手术治疗，但术后复发率可高达50%。复发与手术方式及原发部位无关，故选择手术时应慎重。血管病变者局部呈动脉瘤样病变可切除，以防止血管壁破裂出血，但手术后也会在术后吻合处再次形成动脉瘤，故一般不主张手术治疗，采取介入治疗可减少手术并发症。眼失明伴持续疼痛者可手术摘除。手术后应继续应用免疫抑制剂治疗，可减少复发。

三、裴正学教授思维方法

裴正学教授说，白塞氏病的临床特点与中医学中的"狐惑病"相似。临床症状以口腔溃疡、前阴溃烂和目赤为特征。忧思过度、饮食不节、劳欲过度为常见病因。在病变过程中，肝、脾、肾三脏功能失调，复受外邪侵袭，以至湿热交阻，气血凝滞而成。前阴蚀烂是由于湿热毒邪熏蒸，邪热结于足厥阴肝经，绕阴器，抵少腹所致。足厥阴肝经上通于咽喉，其热毒循经自下而上冲，则口腔溃烂。临床辨证，当分虚实两类。急性发作期热邪内扰，湿毒熏蒸，其证多实，治疗较易收效，中后期则气血阻于经络，正虚邪实，肝肾阴虚，虚火上炎，本虚标实，病情缠绵难愈。

裴正学教授认为，本病治疗以扶正祛邪为原则，急性期热邪内扰，湿毒熏蒸，多以清热解毒燥湿为大法，常选用龙胆泻肝汤、黄连解毒汤加减。中后期虚火上炎，本虚标实，多以益气养阴扶正为大法，以知柏地黄丸，当归龙荟丸，杞菊地黄丸加减。

四、中医辨证分型及方药

1. 肝经积热证

证见：眼痛，目睛发红，畏光羞明，视物不清。外阴溃烂红肿，分泌物多，关节疼痛，皮肤起疖肿，肿痛化脓；口苦咽干，心烦易怒，小便短赤，大便干结。舌质红，苔薄黄，脉弦数。

治则：清肝泻火，理气解郁。

方药：龙胆泻肝汤、黄连解毒汤、四妙散、白虎汤加减：柴胡10g，黄芩10g，知母20g，龙胆草15g，赤小豆10g，薏苡仁30g，石斛10g，猪苓10g，当归10g，射干6g，苍术10g，黄柏6g，黄连6g，山栀子10g，生石膏30g，粳米20g，川牛膝10g。

2.脾胃湿热证

证见：口腔溃烂，多而深，涎水淋漓，肿痛不适，不得饮食；外阴溃烂疼痛，赤白带下；肛门糜烂灼热；双下肢红斑，肿胀疼痛；身热不扬，脘闷纳呆，舌质红，苔黄腻，脉滑。

治则：泻脾胃伏火。

方药：三黄泻心汤加减：大黄10g，黄连5g，黄柏10g，生石膏30g，知母20g，甘草6g，生地12g，玄参10g，石斛10g，萆薢10g，泽泻10g，生苡仁30g，金银花20g，连翘20g。

3.肝肾阴虚证

证见：头痛目赤，双目干涩，羞明流泪，视物不清；口舌溃烂，咽喉干痛，声音嘶哑；头晕耳鸣，五心烦热，午后潮热；小便黄，大便燥，舌质红，少苔，脉细。

治则：补益肝肾，养阴清热。

方药：杞菊地黄丸、知柏地黄丸加味：知母20g，黄柏10g，地黄15g，山茱萸15g，山药15g，泽泻10g，茯苓12g，丹皮6g，黄连6g，黄芩10g，山栀子15g，当归10g，白芍10g，川芎6g。

五、裴正学教授用方解析

裴正学教授认为，本病急性期以湿热蕴结为主，治疗以清热解毒燥湿为主，故选用龙胆泻肝汤为常用方。本方由龙胆草、黄芩、山栀子、泽泻、木通、车前子、当归、生地、柴胡、甘草组成。其中龙胆草大苦大寒，上泻肝胆实火，下清下焦湿热，为泻火除湿两擅其功的君药；黄芩、栀子具有苦寒泻火之功，为臣药；泽泻，木通，车前子清热利湿，使湿热从水道排除，肝主藏血，肝经有热，易耗伤阴血，加用苦寒燥湿，再耗其阴，故用生地，当归滋阴养血，以使标本兼顾。方用柴胡，引诸药入肝胆，甘草调和诸药。全方泻中有补，利中有滋，使火降热清，湿浊分清，循经所发诸证相应而愈。同时，急性期还可用黄连解毒汤、温清饮、黄龙四虎汤、四妙散、白虎汤、三黄泻心汤等。本病缓解期多肝肾阴虚，本虚标实，故治疗以补肝肾，养阴为主，但仍不忘辅以清热解毒、清热燥湿之品，由此便没有湿邪留滞，病情反复之忧，可以达到长期缓解病情稳定的目的。常用方有杞菊地黄丸、当归龙荟丸等。

以上所提供方药仅适应于基本对症治疗，因其证可兼夹，不能截然分开，故需临证加减：视物不清者，加谷精草、青葙子、草决明、石决明、密蒙花、枸杞子、菊花；头痛者，加白芷、川芎、细辛、防风、羌活、独活；外阴溃烂者，加蒲公英、败酱草、土茯苓；皮肤疖肿者，加金银花、紫花地丁、赤芍；关节疼痛者，加桃仁、红花、海风藤、青风藤、络石藤；下肢肿有红斑者，加丹参、赤小豆、白茅根；胸闷、脘痞、纳呆者，加半夏、陈皮；肛门溃烂者，加白头翁、秦皮；阳痿遗精者，可加煅龙骨、狗脊、韭菜子；月经不调者，可加益母草、鸡内金、香附、水蛭、川芎。

六、裴正学教授临床病案举例

例1：田某，男，28岁。以"反复口腔溃疡伴下肢红斑结节 2 年余"为主诉来裴正学教授门诊就诊。患者 2 年前无明诱因出现口腔溃疡，反复发作，并出现下肢红斑结节，疼痛不适，曾按白塞病在多家医院就诊，给予强的松、反应停、来氟米特等多种药物治疗（具体药量不详），病情未见缓解，并出现血压升高，骨质疏松等不良反应，近 10 天来病情逐渐加重，全身散在红斑结节，口腔和外阴溃疡，疼痛不适，口干，舌质红，苔黄，脉沉细。

【西医诊断】白塞病。

【中医辨证】脾胃伏火。

【治则】泻脾胃伏火。

【方药】大黄 10g，黄连 5g，黄柏 10g，生石膏 30g，知母 20g，粳米 20g，甘草 6g，生地 12g，玄参 10g，石斛 10g，萆薢 10g，泽泻 10g，生苡仁 30g，金银花 20g，连翘 20g。水煎服，每日 1 剂，共 7 剂，口服。

二诊：用药后无不适，躯干四肢红斑结节颜色变淡、节变小，疼痛明显减轻，口腔溃疡变小。舌质红，苔薄，脉沉缓。上方去大黄、生石膏、金银花、连翘，加入山茱萸 15g，山药 15g，茯苓 10g，丹皮 10g。服药 7 剂，口腔溃疡消失，背部和四肢有少量新出红斑结节，自觉疼痛不适，舌质红，苔黄，脉数，原方加丹参 20g，赤小豆 15g，白茅根 20g，守方服药 14 剂，皮损完全消退，口腔溃疡痊愈，随访 6 个月病情无反复。

例 2：李某，女，46 岁。初诊，口臭，心烦月余，伴胫前皮肤溃烂，大便干，白带量多，遂至多家医院就诊，诊断为白塞病，给予秋水仙碱、肾上腺皮质激素、免疫抑制剂等治疗，未收良效。近1月来，前症加重且伴小腿皮肤溃烂，大便干，经人介绍至裴正学教授处就诊，诊见：口腔黏膜破溃，口臭甚，心烦易怒，小腿皮肤溃烂，皮下多发结节，白带量多色黄有腥臭味，外阴瘙痒，便干溲赤，舌质红，苔黄腻，脉滑数。

【西医诊断】白塞病。

【中医辨证】肝经积热。

【治则】清肝泻火，理气解郁。

【方药】龙胆泻肝汤，黄连解毒汤、四妙散、白虎汤加减：柴胡10g，黄芩10g，知母10g，龙胆草15g，赤小豆10g，生苡薏仁30g，石斛10g，猪苓12g，当归10g，射干6g，苍术6g，黄柏10g，黄连3g，山栀子10g，生石膏30g，川牛膝10g，木通6g，泽泻10g，车前子10g。水煎服，每日1剂，一日2次。共7剂，口服。

二诊：口腔溃疡减轻，白带量较前减少，大便干结，小腿皮肤瘙痒，舌质红，苔薄黄，脉细。证属阴虚夹热证，以滋阴清热为主，改用知柏地黄丸、黄连解毒汤合四物汤加味：知母20g，黄柏10g，生地12g，山茱萸15g，山药10g，泽泻10g，茯苓12g，丹皮10g，黄连6g，山栀子10g，大黄6g，白芍15g，赤芍10g，当归10g，甘草6g。水煎服，一日1剂共7剂，口服。

三诊：诸症明显减轻，胫前皮肤仍感瘙痒，守上方加蜈蚣2条，僵蚕6g，全蝎6g，剂量大十倍研末冲服，一次9g，一日4次，随访3月，未见复发。

七、古今各家学说荟萃

《金匮要略·百合狐惑阴阳毒病脉证治》"狐之为病，状如伤寒，默默欲眠，目不得闭，卧起不安，蚀于喉为惑，蚀于阴为狐，不欲饮食，恶闻食臭，其面目乍赤、乍黑、乍白，蚀于上部则声嗄……""蚀于下部则咽干……""目赤如鸠眼"。描述了本病相关临床表现。

《诸病源候论》云："湿病，由脾胃虚弱，为水湿所乘，腹内虫动，侵食成也。多因下利不止，或时病后，客热结腹内所为。其状，不能饮食，忽忽喜睡……若上唇生疮，是虫食五脏，则心烦懊；若下唇生疮，是虫食下部，则肛门烂开……"表述该病与虫毒游移，循肝经上下为患。此外在中医古籍有关狐惑病，口疳，口疮，痹证，下疳等病证中对此病均有相应的描述。

现代医学家从不同角度对本病进行论述，有湿热论、热毒论、瘀热论、气阴两虚论、脾肾阳虚论等。

1. 湿热论

（1）经方应用　张仲景在《金匮要略》记述以甘草泻心汤治疗白塞病，在临床中应用颇为广泛。方中生甘草清热解毒；配以黄芩、黄连苦降清热燥湿；干姜、半夏辛开，既能燥湿，又可宣畅气机；湿热毒久郁，必伤正气，故用人参、大枣补中益气。该方寒温并用、补泻兼施、辛开苦降，共奏清热燥湿之功。赫军等应用甘草泻心汤加味治疗白塞病30例，口腔溃疡明显者，加人中黄；眼部炎症明显者，加蝉蜕；阴部溃疡明显者，加龙胆草；总有效率86.67%。林永以甘草泻心汤加味配合苦参汤外洗治疗白塞病32例，观察治疗2个月后症状体征和随访4个月复发情况，相比对照组，临床效果显著。

（2）肝胆湿热证　情志郁结，肝郁化火，肝克脾土，生湿化热，症见口腔、二阴溃疡，伴胁痛，口干口苦，目赤肿痛，烦躁易怒，头胀头痛，小便黄赤，大便干结，舌红苔黄，脉弦数。路志正药用菊花、桑叶、炒蒺藜、蝉蜕、牡丹皮清肝热，茵陈、山栀子、黄芩除肝经湿热，肝体阴而用阳，主疏泄，肝用过者宜乘脾土，清利肝经湿热亦有抑木扶土之效。宋欣伟认为，湿热内蕴，肝郁化火，易热极生风，循经炎上，主方以龙胆泻肝汤清肝泻热，并加天麻、钩藤、代赭石以平肝镇逆息风，生地黄、灵芝、红枣滋阴益气养血，以使标本兼顾。

（3）脾胃湿热证　过食肥甘厚味、辛辣之品，内伤脾胃，生湿化热，症见反复发作的口腔溃疡，伴口干口臭、大便燥结，舌红苔黄腻，脉滑。王新陆认为，湿热蕴结重在除湿，健脾是其关键，药用黄芪、党参、白术、陈皮、甘草补益中气、健脾运湿，以绝生湿之源，且黄芪有托毒生肌之效，配苍术、黄柏二妙之用以除湿清热，土茯苓味甘淡而平，益脾胃、调肝肾、清湿热。诸药合用，共奏健脾化湿清热之功，脾气健运则生湿之源绝，湿除热清则溃疡糜烂诸症向愈。

2. 热毒论

湿热内生，气机不畅，郁久则热毒内生，症见口、眼、外阴溃破灼痛，溃疡新发，边缘色红，疼痛较剧，目赤肿痛，发热，小便黄赤，大便秘结，舌红苔黄，脉数。考希良认为，本病病因病机为脏腑功能失调，毒邪（湿毒、火毒）内生，毒瘀相融，蓄积猛烈、酝酿顽恶，使毒邪鼎沸，循经上攻下注，发为狐惑病，并将本病分为毒邪内伏 - 毒邪鼎沸 - 正虚毒恋3个阶段。张鸣鹤认为，白塞病是由于脏腑功能失节，致湿浊内生，蕴热化毒，伏藏于内，或外感湿热，湿热浊毒流注，火毒循经窜络，着于诸窍或蕴结关节、脏腑而发病，并借助现代免疫学、病理学来审视白塞病，认为其基本病变为血管炎，根据"因炎致痹""炎生热毒""因炎致瘀"的观点，白塞病属于"热痹"的范畴。"热毒"为白塞病病机之关键，故清热解毒应贯穿始终。常用清热解毒药黄芩、黄连、黄柏、金银花、连翘、白花蛇舌草、大青叶、青黛、土茯苓等。

3. 瘀热论

湿热胶结，阻滞经脉气血，湿热毒瘀胶结不解，深入经络，攻于脏腑，症见反复发作的口腔、外阴溃疡，伴见皮肤瘀斑、关节麻木刺痛，舌紫暗，脉细涩等。杨星哲认为，瘀血既是湿、热、毒邪内侵后的产物，也是进一步的致病因素，瘀血产生以后必然会导致脏腑功能的失调，进而影响疾病的发展，瘀血的存在可能是白塞病日久难愈、反复发作的重要原因，针对此病机特点以解毒、化瘀、补气为治疗大法，方用甘草泻心汤、六味地黄丸、补中益气汤、金匮肾气丸等方剂配伍活血化瘀药物。沈丕安以土茯苓汤作为治疗本病的基本方，方中土茯苓、黄芩、生地黄养阴清热化湿，因瘀热阻络为其重要病机，故取犀角地黄汤之意，选用水牛角、牡丹皮清热化瘀，收效显著。

4. 气阴两虚论

清代魏念庭指出："狐惑者，阴虚血热之病也。"反复口腔外阴溃疡，病久耗伤阴津，虚火内扰，遂致气阴两伤，症见口腔、外阴部溃烂，局部灼痛，溃疡色淡，神疲乏力，午后低热，五心烦热，口干咽干，便干，失眠多梦，舌红无苔，脉弦细数等。路志正常选用太子参、西洋参、南沙参、玉竹、麦冬、石斛、功劳叶、仙鹤草等性味平和之品，养肺胃经之气阴，或以竹叶石膏汤、沙参麦冬汤加减。王素芝以滋补肝肾、清热除湿之法治疗本病，方用六味地黄汤加减，虚火内盛者，加知母 10g、黄柏 10g；目赤肿痛甚者，加青葙子 15g、菊花 15g、密蒙花 15g，收效显著。

5. 脾肾阳虚论

冯章宪治疗临床表现为口舌生疮但色淡、全身无力、少气懒言、大便溏泄的白塞病患者，以益气健脾补肾、调和阴阳气血为法，常用药物黄芪、党参、白芍、白术、茯苓、菟丝子、熟地黄、淫羊藿、牡丹皮、黄柏等。曾升平认为，反复溃疡发作，病程日久，脾肾亏虚，脾失运化，肾失温煦，阴寒内生，格阳于外，阳虚火旺，症见溃疡遇冷而发，体虚乏力，畏寒肢冷，关节冷痛，腹泻时作，大便溏稀等，故认为脾肾阳虚当是本病最常见的类型之一，治疗以温阳益气、健脾除湿为主。

第七章　干燥综合征

一、生理及病理

干燥综合征（SS）是一种外分泌腺受累，口、眼干燥为特征的全身性自体免疫病，又名自体免疫性外分泌腺病。病理特征是腺体周围淋巴细胞与浆细胞的浸润，多伴有腺体萎缩，泪腺及大小涎腺小管上皮细胞肥大，严重时腺体被脂肪细胞代替，小管闭塞。淋巴细胞和浆细胞浸润亦可见于腺体外组织如肾、肺、淋巴结等。

二、诊断及治疗

（一）临床诊断

1 临床表现

（1）口干燥症：口干欲饮，重者进干食困难，需汤水送下，甚至说话时得不断饮水润口。因唾液少而冲洗作用降低，易患牙龈炎、龋齿、味觉敏感性降低或障碍；早期常出现易被忽视的口角炎、口角皲裂，光滑舌，舌质绛红有裂痕，苔光剥，有时舌尖呈草莓状。

（2）干燥性角膜、结膜炎：眼内异物、烧灼感，眼干、痒、视物模糊，眼睑运动障碍，检查时可见泪腺肿大，结膜或角膜干燥无光泽，球结膜充血，角膜内小血管形成，伴有云翳，继以溃疡形成。偶可因穿孔而引起虹膜睫状体炎，全眼球炎，眼内积脓而失明。

（3）其他外分泌腺：鼻黏膜干燥易出血，嗅觉减退，咽喉干痛，声嘶，气管干燥多干咳，或痰黏不易咳出，因黏液分泌少致局部抵抗力降低，易发生呼吸道感染以至慢性支气管炎。约50%病例表现皮肤干燥脱屑。可有外阴皮肤、阴道黏膜干燥和萎缩，有时伴烧灼感，易继发阴道念珠菌感染。可罹患慢性萎缩性胃炎、十二指肠炎、空肠炎。并发急、慢性胰腺炎罕见，但可能有亚临床型的胰腺疾病。可有肝肿大，血转氨酶升高，属本病的自身免疫性肝病表现，见之于慢性活动性肝炎、隐发性肝硬化与原发性胆汁性肝硬化。

（4）非外分泌器官病变：70% ~ 80%患者关节红肿、疼痛，约20%有皮疹如结节红斑、紫癜，肢端如口唇毛细血管扩张。最重要的是肾、肺、淋巴结受累。

（5）继发性干燥综合征：主要随并发的结缔组织病而表现各异。至少1/3类风湿关节炎及系统性红斑狼疮并发干燥综合征。还可合并进行性系统性硬化症、皮肌炎、结节性多动脉炎、重叠综合征、雷诺氏病、桥本氏甲状腺炎、自身免疫性溶血性贫血、溃疡性结肠炎等。

2. 相关检查

（1）一般检查：常见轻度贫血与血小板减少，1/3患者白细胞减少，约10%患者嗜酸细胞和淋巴细胞增高，3/4病人血沉增快。

（2）免疫学检查：约10%患者能找到狼疮细胞；75%～95%类风湿因子阳性；抗核抗体50%～80%阳性；抗SS-A及抗SS-B抗体阳性率分别为75%与60%，这两种抗体是干燥综合征的特异性抗体，尤其是抗SS-B抗体阳性可作为早期诊断的依据。30%抗人类免疫缺陷性病毒（HIV），P24gag蛋白抗体阳性。其他抗甲状腺抗体、抗壁细胞抗体、Coombs抗体、抗ADP核糖聚合酶抗体、抗心肌抗体、抗线粒体抗体、抗有丝分裂纺缍体等不同程度升高。

3.诊断标准

目前临床上普遍采用的是2002年推出的干燥综合征国际分类（诊断）标准：

Ⅰ.口腔症状（3项中有一项或以上）：①每日感到口干持续3个月以上。②成人后腮腺反复或持续肿大。③吞咽干性食物时需水帮助。

Ⅱ.眼部症状（3项中有一项或以上）：①每日感到不能忍受的眼干持续3个月以上。②反复感到沙子进眼或沙磨感。③每日需用人工泪液3次或3次以上。

Ⅲ.眼部体征（下述检查任1项或以上阳性）：① Schirmer-I试验（＋）（≤5mm/5分）；②角膜染色（＋）（≥4vanBijsterveld）。

Ⅳ.组织学检查：小唇腺淋巴细胞灶≥1。

Ⅴ.唾液腺受损（下述检查任1项或以上阳性）：①唾液流率（＋）（≤1.5mL/15min）；②腮腺造影（＋）；③唾液腺同

位素检查（＋）。

（6）自身抗体：抗 SSA 和（或）抗 SSB（＋）。

PSS 的诊断：无任何潜在疾病的情况下，符合以下两点：①具有上述条目中 4 条或 4 条以上者（但必须包括条目Ⅳ）；②条目Ⅲ、Ⅳ、Ⅴ、Ⅵ中任 3 条阳性。

继发性干燥综合征的诊断：患者有潜在的疾病（如任一结缔组织病），符合上述条目 I 和 II 中任 1 条，同时符合条目Ⅲ、Ⅳ、Ⅴ中任 2 条。

4. 鉴别诊断

（1）慢性腮腺炎：可诉口干，腮腺 X 线造影摄片可表现为末梢导管成点状，呈树状结构改变，与干燥综合征相似。口腔脱落细胞检查，前者唾液和口腔灌洗液的上皮细胞分型同健康人无差别，后者深层型上皮细胞比健康人高 3~5 倍，表明有脱屑性病变，但有人观察到慢性腮腺炎反复发作后有演变为干燥综合征的，尤其是中年妇女更应警惕此种改变的可能。

（2）弥漫性浸润性淋巴细胞增多症：出现在 HIV 感染后，可有口干、眼干，但特征为循环的 CD8+T 淋巴细胞增多，唾液腺、泪腺、肺、肾及乳腺组织明显的抗原驱动的 CD8+T 细胞浸润。唾液腺增大不匀称；自身抗体少及 HLA 相关性不同有助区别。

（3）其他：能致口干的原因多种多样，如老年性口干、更年期综合征、糖尿病、接受抗癌化疗放疗及口服某些药物等，认真分析各种临床资料，一般唇黏膜活检有助鉴别诊断。

（二）西医治疗

1. 免疫调节剂：

（1）胸腺素：为胸腺分泌的几种多肽的总称，可作用于多种类型的淋巴细胞，尤其是对淋巴干细胞，较成熟的淋巴细胞和T细胞亚群作用较明显。用量：5mg，肌注，每5天一次，10次为一疗程，1~2疗程，可改善临床症状。该制剂较安全，个别病人偶有低热，皮疹。

（2）干扰素：可增加T淋巴细胞活性，促进自然杀伤细胞活性及激活巨噬细胞而行使免疫调节。用量：1.5万u，肌注，每日一次，30d为一疗程。另外亦可试用转移因子。

2. 激素、免疫抑制剂

小剂量激素和环磷酰胺可使自觉症状改善，但停药后复发且毒副作用大，除严重患者伴腺外器官及系统损害使用外，一般不用。恶性淋巴瘤治疗同其他淋巴瘤。

本病是一种较为良性的疾病，缓解与加剧交替，有的患者历经一二十年仍局限于口干、眼干，预后主要取决于合并的结缔组织病与并发症。

三、裴正学教授思维方法

裴正学教授认为，本病主要表现为干燥，故首先与主濡养的精血津液有关。究其病因，首先是先天不足，肝肾阴虚，先天禀赋属阴虚体质，此为发病的潜在因素；其次是后天受损，若感时邪热病，久病失治，盲目服用壮阳益气，辛热之品，或房劳过度，而致精、血、津液耗伤，使四肢百骸脏腑失于濡养而为燥。此外，在生理情况下精血、津液按其常道运行，以营养全身，但在以下几种情况下，可致其不能正常输布而致燥象：①脾胃虚弱：脾胃为后天之本，脾主运化水谷精微，若脾胃虚弱，水谷不能运化，津液不能运行于五脏六腑，故可见燥象。②血虚血瘀：血虚、血瘀均可致气血不能通行濡润，而发挥其正常的生理功能，而血虚血瘀均有各自的病机特点，在此不再一一赘述。③湿阻三焦：或因偏食膏粱厚味，过饮甘醇，或感湿邪，而致湿从内生，湿阻三焦，津液不能上承外敷，湿邪化热伤津，故而为燥。

　　裴正学教授依据古今对该病的认识，将 SS 归入痹证中"燥痹""燥证""燥毒"等范畴，认为其病机多为阴虚津亏，濡润失常，或气虚、气滞、湿阻、瘀血导致的津液敷布障碍所致。病变初期在肺、在胃、后期在肝肾。治疗总以养阴生津为基本大法，辨证施以清热润燥、活血化瘀等。治疗上常用六味地黄丸或／和一贯煎为基础方辨证施治。

四、中医辨证分型及方药

1.阴虚证

　　可见肝、肺、肾、胃的阴虚症状。口干咽燥，渴不欲饮或饮不解渴，进干食需水送下，面色潮红，五心烦热，头晕、失眠。以六味地黄丸或／和一贯煎为基础方：

　　偏于肺阴虚者，可兼见干咳无痰，呛咳，燥咳，咳痰黏干不易咯出，咽干，病重者可有咳喘，气急等症。

　　方药：养阴清肺汤加味：生地 15g，麦冬 10g，生甘草

6g，玄参 10g，贝母 10g，丹皮 10g，薄荷 10g（后下），炒白芍 10g。

偏于胃阴虚者，可有舌干口燥，干呕呃逆，饮不欲食，胃隐痛或脘痞不适，舌红少津，脉细数。可加沙参麦冬汤、叶氏养胃汤、益胃汤用之：生地黄 12g，熟地黄 12g，沙参 15g，麦冬 10g，玉竹 10g，石斛 10g，山药 10g，茯苓 12g，白术 10g，薏苡仁 15g，牡丹皮 6g，甘草 6g。

偏于肝肾之阴虚者，可见眩晕，目干涩，视物模糊，肢体麻木，筋脉拘挛，胁痛，耳鸣不聪，盗汗，腰膝酸软诸症。加知柏地黄丸、杞菊地黄丸为主：知母 10g，黄柏 10g，山药 10g，熟地 15g，山茱萸 10g，枸杞子 10g，菊花 15g，丹皮 10g，甘草 6g。

注意在治疗此证时，多用滋阴之品，可碍脾胃运化，故在用药时，应稍加理气、消导、温阳之品，以助养阴之功。

偏于肝肾之气阴两虚者，形倦神疲，少气懒言，口干咽燥少津，口渴不欲饮，或饮不解渴，眼干涩无泪，手足心热或手足逆冷，胃脘胀满，大便干结或溏稀，舌淡嫩，少苔，脉沉细弱，治以益气养阴，方用生脉散合桂附八味丸加减：麦冬 10g，五味子 10g，太子参 15g，山药 10g，熟地 15g，山茱萸 10g，枸杞子 10g，杜仲 10g，肉桂 6g，附子 6g（先煎）。本证用药应注意阴阳互根，于阴中求阳，故少佐以附子、肉桂温补肾阳以化阴祛寒。

2. 风湿热证

偏于湿热内蕴者，可见腮腺肿大，口眼干燥，伴口苦，口臭，口中黏腻不适，口角有白色黏涎，舌红苔白腻，或黄厚腻。治宜化湿清热。方用平胃散、二妙散、导赤散加减、三仁汤亦可：陈皮10g，半夏10g，厚朴10g，苍术10g，生姜10g，甘草6g，黄柏10g，生、熟地各12g，木通6g。

偏于风热者，可见口眼干燥，腮腺腺体肿胀，腺体导管口有混浊雪花样渗出物，伴见感冒诸症，舌红苔薄白，脉浮数，治宜疏风清热，宣肺生津，少佐养阴生津之品。方用桑杏汤、清燥救肺汤加减：桑叶10g，杏仁10g，浙贝母10g，沙参15g，豆豉10g，梨皮10g，荆芥10g，板蓝根15g，薄荷6g，桔梗15g，芦根15g，麦冬10g，生石膏10g，甘草6g。

3.气滞血瘀证

除口干咽燥外有头晕目眩，面色黧黑，皮肤发斑色暗，胁痛或胁下癥瘕，肢体末端遇寒后发红青紫，舌淡暗或青紫，舌下络脉瘀阻增粗，边有瘀斑或瘀点，舌上少津，脉细涩。治宜养血活血。

方用桃红四物汤加减：桃仁10g，红花10g，当归15g，川芎15g，白芍15g，生地15g。

五、裴正学教授用方解析

裴正学教授认为，阴虚是本病之总纲，有肺阴虚、胃阴虚、肝肾阴虚、气阴两虚，均需辨证施治。应用的方药也应选择甘寒、清润、温润之剂，或经配伍后具有甘寒、清润、温润之功效。使"滋阴而不滞，增液而不腻"。正如《素问·至真要大论》提出："燥者濡之"的治疗总原则"。由于燥邪有偏热、偏寒之分，因此又有"燥化于天，热反胜之，治以辛寒，佐以苦甘'和'燥淫于内,治以苦温,佐以甘辛"之别。金元时期，刘元素的《素问病机气宜保命集》也有："治疗燥证，应通经活络，投以寒凉之品，养阴退阳，血脉流通，阴津得布，肌肤得养，涸涩、皱揭、干枯、麻木不仁则相应而解，切忌辛温大热之乌、附之辈"的论述。故本病治疗常用方有六味地黄丸、一贯煎、养阴清肺汤、沙参麦冬汤、叶氏养胃汤、益胃汤、知柏地黄丸、杞菊地黄丸、桂附八味丸、清燥救肺汤、桃红四物汤等。

针对风湿热型者，他认为此型患者多见于初发或兼有外感的患者，化湿清热、疏风清热等宣肺之剂的选择亦应遵循辛凉甘润的原则。万万不可"化湿清热而伤阴，疏风清热宣肺又致燥"。裴正学教授在化湿清热时恐平胃散、二妙散、导赤散之化湿清热太过，故生、熟地同用；疏风清热宣肺时怕生石膏清热力雄，佐以沙参、麦冬、芦根的意义便在于此。叶天士在《临证指南医案》也提出："上燥治气，下燥治血，此为定评"。燥为干涩不通之疾，内伤外感宜分。外感者，其法以辛凉甘润肺胃为先，内伤者，其法以纯阴静药柔养肝肾为宜，不仅认为治疗燥病应分外感和内伤，而且对治疗药物方剂的选择也进行详细的阐述。

依据《医学入门》："盖燥则血涩，而气液为之凝滞，润则血旺，而气液为之流通。"认为，若瘀血内阻，脉络阻遏，则津液不能上承濡润，可进一步加重干燥症状；"瘀"与"燥"二者互为因果，导致干燥综合征症状错综复杂，缠绵难愈。

选择方药总以养血活血、行气活血、益气活血为主，惯用桃红四物汤、血府逐瘀汤之类，具有"养血不恋邪、行气不伤阴、益气助活血"的功效。现代研究也证明：干燥综合征存在血液流变学异常。全血黏度、红细胞压积、纤维蛋白含量、红细胞聚集性等均较健康人高，而红细胞变形能力下降，可以作为干燥综合征瘀血证的客观指标。

总之，裴正学教授治疗此病，总以平和之剂奏功，时时注意辛燥伤阴，临床权变，内伤之燥阴虚者以六味地黄丸或/和一贯煎为基础方，根据在肺、在胃、在肝肾之上中下三焦阴不足，应用养阴清肺汤治肺燥；沙参麦冬汤、叶氏养胃汤、益胃汤治胃燥；知柏地黄丸、杞菊地黄丸、生脉散合桂附八味丸治肝肾之燥。外感之燥风湿热者用平胃散、二妙散、导赤散、三仁汤化湿清热；桑杏汤、清燥救肺汤以疏风清热宣肺生津。又因燥伤阴，津液耗伤则血液凝滞，活血化瘀贯于治疗始终。纵观裴正学教授治疗与免疫相关性疾病，时时将疏通经络，调理气血，调节免疫功能，改善血液流变学和微循环作为重点，处处体现中医药整体调节的总纲，认为任何疾病的治愈或好转，不仅要抓主要矛盾，更应重视次要矛盾，次要矛盾不解决，主要矛盾便不可能从根本上解决。

六、裴正学教授临床病案举例

例1：王某，女，34岁，初诊口干、咽燥、干咳无痰，呛咳，燥咳，咳痰黏干不易咯出，伴头晕目眩，面色黧黑，皮肤发斑色暗，胁痛或胁下癥瘕，肢体末端遇寒后发红青紫，舌淡暗或青紫，舌下络脉瘀阻增粗，边有瘀斑或瘀点，舌上少津，脉细涩。

【西医诊断】干燥综合征。

【中医辨证】气滞血瘀、兼见肺燥。

【治则】养血活血、润肺。

【方药】桃红四物汤、养阴清肺汤加减：桃仁10g，红花10g，当归15g，川芎15g，白芍15g，生地15g，麦冬10g，生甘草6g，玄参10g，贝母10g，丹皮10g，薄荷10g（后下）。水煎服，一日1剂，服药7剂，诸症明显好转。

二诊：上方加山药10g，熟地15g，山茱萸10g，枸杞10g，肉桂6g。继服7剂。

三诊：7剂后，症状基本消失，守前方，剂量大十倍，共研为末，每次服9g，一日3次。随访5月，未见复发。

例2：张某，女，48岁，初诊腮腺肿大，口眼干燥，伴口苦，口臭，口中黏腻不适，口角有白色黏涎，舌红苔白腻。

【西医诊断】干燥综合征。

【中医辨证】湿热内蕴。

【治则】化湿清热。

【方药】平胃散、二妙散、导赤散加减：陈皮10g，半夏10g，厚朴10g，苍术10g，生姜10g，甘草6g，黄柏10g，生地黄12g、熟地黄12g，木通6g。水煎服，一日1剂，口服，服药15剂诸症明显好转。

二诊：仍有眩晕，目干涩，视物模糊，肢体麻木，盗汗，腰膝酸软诸症，改用知柏地黄丸、杞菊地黄丸为主：知母 10g，黄柏 10g，山药 10g，熟地 15g，山茱萸 10g，枸杞子 10g，菊花 15g，丹皮 10g，甘草 6g，肉桂 3g。继服 15 剂。

三诊：症状基本消失，守前方，继服 15 剂，随访 5 月，未见复发。

七、古今各家学说荟萃

中医对燥和人体关系的认识源于《素问·阴阳应象大论》："天有四时五行……以生寒暑燥湿风""西方生燥，燥生金……肺生皮毛……肺主鼻，其在天为燥""燥胜则干"，指出了燥邪的病变特点。

《素问·至真要大论》曰："阳明司天，其化以燥"或"阳明司天为燥化""岁阳明在泉，燥淫所胜，则雾雾清暝。民病喜呕，呕有苦，善太息，心胁痛不能反侧，甚则嗌干面尘，身无膏泽，足外反热""燥淫于内，治以苦温，佐以甘辛，以苦下之……""燥者濡之"。指出了燥邪为病的治疗原则。

《伤寒论》对燥的发生从多方面有论述，为后世治"燥证"奠定了基础。如《伤寒论》"表以下之，故心下痞，与泻心汤，痞不解，其人渴，而口燥烦，小便不利者，五苓散主之。""阳明病燥，但欲漱水，不欲咽者，此必衄。""脉浮、发热、口干、鼻燥，能食者则衄。""少阴病，得之二三日，口燥，咽干者，急下之，宜大承气汤"。

《素问玄机原病式》："诸涩枯涸，干劲皴揭，皆属于燥"指出燥邪致病的病机。同时期的李东垣创治燥之方，如润肠丸。

《儒门事亲》以六门分证论治将风、寒、暑、湿、燥、火六种邪气分为六门，燥邪为其中之一。

《温病条辨》指出："秋燥之气，轻则为燥，重则为寒，化气为湿，复气为火。"对燥邪为病有了精辟阐述。对燥邪列为专篇论述最早为清初喻嘉言《秋燥论》，从病因病机分型、治疗有详细论述。

现代医学家们对本病的治疗观点不一。

宣磊等使用甘露饮合升降散加减方治疗原发性干燥综合征阴虚夹湿燥毒证 50 例，研究结果表明中药组可降低 ESSDAI 评分，同时降低红细胞沉降率（ESR）、IgG、血清白细胞介素 -17、IL-17 水平。

金津津等使用葛根祛干汤联合白芍总苷胶囊治疗气阴两虚兼血瘀者 60 例，治疗 6 个月后，中医证候积分，腮腺摄取、排泌功能，IgA、IgG、免疫球蛋白 M（IgM）含量，抗 SSA、抗 SSB 阳性率，CD4、CD4/CD8 均较治疗前好转，联合用药较单用白芍总苷胶囊疗效更佳（P < 0.05）。

强建红等认为"燥毒"是干燥综合征病机的关键，故使用活血解毒方治疗原发性干燥综合征瘀毒证 38 例，对照组采用雷公藤多苷片口服治疗，结果表明 2 组患者的 ESR、C- 反应蛋白（CRP）、IgG、IgM、IgA 水平及泪液分泌试验（Sit）、泪膜破碎时间测定（BUT）、静态唾液流率均改善，活血解毒方治疗组疗效更佳（P < 0.05）。

冷文飞认为干燥综合征重在滋肝、泻肝、生津，其遵循《黄帝内经》中"燥者濡之"的基本原则，将乌梅丸运用到干燥综合征中，具体方药为乌梅（炒）690g，黄连 240g，干姜

150g，制白附子、桂枝、细辛、黄柏、红参各 90g，花椒、当归各 60g。制成丸，每次 15g，每天 2 次，取得不错的治疗效果。

曾洁等收治阴虚血瘀型干燥综合征 42 例，使用清热养阴活血方治疗，患者临床症状、唾液分泌量、唾液流率均得到改善。

齐丽丽等提出"酸甘养阴论治燥痹，病位在肝脾，以肝脾阴虚津亏为本，燥热毒邪为标"的观点，治以养阴润燥、清热解毒。方用清燥生津饮，具体方药为：太子参、麦冬、白花蛇舌草各 20g，沙参、生地黄、玉竹、枸杞子、竹叶、菊花、密蒙花、青葙子各 15g，五味子 10g，乌梅 9g。可显著改善患者口干、眼干的临床症状，并增加滤纸潮湿长度、降低 IgG（P < 0.05），安全性良好。

全峰等认为"燥痹"是干燥综合征发生的根本，故益气养阴是治疗本病的基本原则，方中主要成分为西洋参、沙参、麦冬、石斛、射干、川贝母、桔梗、藏青果、天花粉、苏木、蝉衣、甘草等，治疗显效 14 例（35.0%），有效 21 例（52.5%），治疗效果明确。

第八章 重症肌无力

一、生理及病理

重症肌无力（MG）是神经－肌肉接头突触后膜乙酰胆碱受体数量减少而出现运动传导功能障碍的自身免疫性疾病。特点是部分或全身骨骼肌极易疲劳，通常在活动后症状加重，经休息和胆碱酯酶抑制剂治疗后症状减轻。显著的突触后膜病变和其表面有效抗乙酰胆碱受体（AchR）的减少是本病重要的病理生理基础，机体自身免疫调节异常如免疫球蛋白和 T 淋巴细胞功能异常，组织相容抗原（HLA）异常，自身致敏原等也是本病发生的主要原因。重症肌无力病人神经肌肉接头的主要病变是突触前神经末梢中的乙酰胆碱（Ach）的合成和储存障碍使神经冲动传导至突触时，不能释放足够的 Ach 造成肌肉收缩无力。受损的横纹肌呈现终板部位突触间隙加宽，突触后膜皱褶减少，形态简化。应用电镜检查可见膜上受体减少而有 IgG 和 C3、C9 等补体沉淀。在重症病例中，并有凝固性坏死病灶，也可有心肌损害。晚期病例可发生肌萎缩。约 85% 患者胸腺增生，表现为生发中心增加，另 10% ~ 15%

伴发胸腺淋巴上皮瘤。少数患者并伴有其他自身免疫性疾病如类风湿性关节炎、红斑狼疮、甲亢、甲状腺炎等。

二、诊断及治疗

（一）临床诊断

1. 诊断

（1）必发症状：反复运动引起眼肌、吞咽肌等部分肌力或全身肌力减退，休息后可一过性恢复。

（2）参考症状：①较多出现下列各种症状：眼睑下垂；眼球运动障碍或复视；吞咽困难；言语障碍；步行或运动障碍；呼吸困难。②症状在一天内波动。③无椎体束征及感觉障碍。④抗胆碱酯酶药（氯化腾喜龙 2 ～ 10mg 静脉注射或新斯的明 0.5mg 肌肉注射）可使症状一过性改善。⑤肌电图检查：可见减衰现象（随意收缩或反复予 50Hz 以下的最大刺激，进行诱发肌电图时）。⑥AchR 抗体滴度测定对重症肌无力的诊断具有特征性意义。80% 以上重症肌无力病例的血清中 AchR 抗体浓度明显升高，但眼肌型病例的 AchR 抗体升高不明显，且抗体滴度与临床症状的严重程度不成比例。⑦并发以下合并症或症状：胸腺瘤或胸腺增生；甲状腺功能亢进；肌萎缩；自身免疫疾病。

综合以上症状，本病不难诊断。

2. 鉴别诊断

（1）周期性麻痹：无肌肉萎缩，肌张力降低，呈弛缓性软瘫，腱反射减弱，感觉及括约肌功能正常，很少有头面肌瘫痪，可有颈项肌、呼吸肌瘫痪，四肢瘫痪近端重于远端，有低血钾现象，服药后很快恢复，亦可复发。

（2）癔病性瘫痪：无肌肉萎缩，肌张力正常或增高，腱反射正常或增强，病理反射阴性，体征与神经病损征象不符，有多变性，可接受暗示治疗而治愈。

（3）肌无力综合征：因四肢近端肌无力需与重症肌无力鉴别。其为一组自身免疫性疾病，男性患者居多，约2/3患者伴发癌肿，尤其是小细胞肺癌，也偶然伴发其他自身免疫性疾病，如红斑狼疮等。本病肌无力下肢症状多较上肢严重，而颅神经支配各肌的障碍比较轻微，或不发生。患肌休息时肌力减退，短暂用力收缩后增强，而持续收缩后又呈病态疲劳。约半数患者伴有自主神经传递失常，表现为唾液、泪液和汗液减少。药物试验可以阳性。神经低频刺激使动作电位下降但高频刺激反使电位升高；血清AchR抗体滴度阴性。

（4）先天性肌无力综合征：有数种类型，均属先天性终板附近结构式生化缺陷，与自身免疫无关。其机理各异，包括Ach合成障碍、突触后膜离子通道闭合障碍、Ach受体缺乏、胆碱酯酶缺乏等，但均以肌力软弱和病态疲劳为症状，发病年龄自新生儿至成人不等。均有常染色体显性或隐性遗传史可资鉴别。

（5）肉毒杆菌中毒：肉毒杆菌作用在突触前膜，影响了神经－肌肉接头的传递功能，出现骨骼肌瘫痪，但患者多有肉毒杆菌中毒的流行病学史。

（6）延髓麻痹：因延髓无力而需与重症肌无力鉴别，但前者有舌肌萎缩、纤颤和四肢肌肉跳动；病情进行性加重而无波动，疲劳实验和新斯的明实验阴性。

（7）多发性肌炎：均有近端肌无力而需与重症肌无力鉴别。但前者肌无力伴有肌肉压痛，病情无晨轻暮重，血清酶（CK，LDH）增高可资鉴别。

（二）西医治疗

1. 药物治疗

（1）抗胆碱酯酶药：①新斯的明：服药后0.5h生效，持续1～5h，对眼肌型、脊髓肌型效果较好，剂量：成人每次口服15～30mg，每日3～4次，或1mg肌注，或0.5～1mg加于50%葡萄糖20～40mg缓慢静注。②吡啶斯的明：对延髓肌型效果较好。剂量每次60～120mg，每日3～4次。其注射剂美斯地龙2～5mg皮下、肌肉或静注，作用迅速，持续时间2～3h，副作用较少。③美斯的明：对全身肌型和脊髓肌型，尤其是肩胛带肌或骨盆带肌无力者效果较好。服药后0.5h生效，持续4～5h，剂量每次5～10mg，每日3～5次。辅助药如氯化钾、麻黄素可加强胆碱酯酶抑制剂的作用。

（2）肾上腺皮质激素：①小剂量递增法：从小剂量开始，可隔日每晨顿服泼尼松20mg，每周递增10mg，直至隔日100mg或已取得明显疗效。此疗法可使约80%患者获得明显改善，甚至完全缓解，为了减少长期使用皮质类固醇的副作用，低盐高蛋白饮食，服抗酸剂，补充钾、钙等常规必须严格遵守。②冲击疗法：适用于住院危重病例、已用气管插管或呼吸机者。甲基泼尼松龙1000mg静脉滴注，每日一次，连用 3 ~ 5d，随后地塞米松 10 ~ 20mg 静脉滴注，每日一次，连用 7 ~ 10d。若吞咽功能改善或病情平稳，停用地塞米松，改为泼尼松 80 ~ 100mg 每晨顿服，当症状基本消失后，每周减两次，每次减 10mg，减至 60mg 时，每周减一次，每次减 5mg，减至 40mg 时，开始减隔日量，每周减 5mg，即周 1、3、5、7 服 40mg，周 2、4、6 服 35mg，下一周的隔日量为 30mg，以此类推，直至隔日量减为 0。以后隔日晨顿服泼尼松 40mg，维持一年以上，若病情无反复，每月减 5mg，直至完全停药或隔日 5 ~ 15mg 长期维持。若中途病情波动，则随时调整剂量。也可一开始就口服泼尼松每天 60 ~ 80mg，大约两周后症状逐渐缓解，常于数月后疗效达高峰，然后逐渐减量。

（3）免疫抑制剂：适用于因有高血压、糖尿病、溃疡病而不能用肾上腺皮质激素，或不能耐受肾上腺皮质激素，而对肾上腺皮质激素疗效不佳者。副作用有周围血白细胞、血小板减少、脱发、胃肠道反应、出血性膀胱炎等。一旦白细胞小于 3×10^9/L 或血小板小于 60×10^9/L 应停药，同时注意肝肾功能的变化。①环磷酰胺：口服每次 50mg，每日 2 ~ 3 次；或 200mg，每周 2 ~ 3 次静脉注射，总量 10 ~ 20g；或静脉滴注 1000mg，每 5 日 1 次，连用 10 ~ 20 次。②硫唑嘌呤：口服每次 25 ~ 100mg，每日两次，用于强的松疗效不佳者，用药后 4 ~ 26 周起效。③环孢素 A：口服 6mg/（kg·d），12 个月为一疗程。对细胞免疫和体液免疫均有抑制作用，可使 AchR 抗体滴度下降。副作用有肾小球局部缺血坏死、恶心、心悸等。

（4）禁用和慎用药物：奎宁、吗啡及氨基糖甙类抗生素、新霉素、多粘菌素、巴龙霉素等均有严重加重神经肌肉接头传递或抑制呼吸肌的作用应禁用。安定、苯巴比妥等镇静剂应慎用。

2. 其他治疗

（1）胸腺切除或放疗：适用于非胸腺瘤且服药无效的年轻全身型患者，效果较合并胸腺瘤者佳，有效率44%～90%。

（2）血浆交换疗法：采用选择性血浆分离法可以将患者血浆内免疫球蛋白、循环免疫复合物等大分子物质清除，再行输入。能在短期内使症状减轻及 AchR 抗体滴度下降，但不能持久。目前仅适用于暴发型患者其他治疗无效者。

（3）大剂量静脉注射免疫球蛋白：外源性 IgG 可使 AchR 抗体的结合功能紊乱而干扰免疫反应。IgG0.4g/（kg·d）静脉滴注，5 日为一疗程，作为辅助治疗缓解病情。

（4）危象的处理：危象发生时须紧急抢救，维持呼吸道通畅，勤吸痰液。对肌无力危象先肌注新斯的明或吡啶斯的明，然后逐渐改为适量的口服剂。对胆碱能危象应即停给抗胆碱酯酶剂，并静脉注射阿托品，直至腾喜龙试验阳性后，再给适量口服剂，在某些危象病人中，腾喜龙试验结果可能模棱两可，此时最好暂停抗胆碱酯酶药剂，施行气管切开和人工呼吸，给予静脉补液，维持水、电解质平衡。

三、裴正学教授思维方法

重症肌无力系以神经肌肉接头处病变为主的自身免疫性

疾病，其特点是发病的横纹肌长期疲乏无力，不能随意运动，个别为患者可见进行性残废。首先发病部位为眼球周围肌、言语吞咽肌。患者可见肌肉萎缩、功能丧失。本病尚可产生肾上腺素能危象，届时患者瞳孔散大，分泌物（眼泪、唾液、气管分泌物）缺如；亦可产生胆碱酯酶危象，瞳孔缩小、分泌物多、肠蠕动亢进、腹痛、腹泻、大汗等。裴正学教授在总结前人经验的基础上，认为本病之发生应从脾肾亏损两端来论述，他认为脾肾亏虚贯穿 MG 整个病程，脾肾亏虚、气血不足、肢体肌肉失养为基本病机，治疗上不离补中、补肾两端，提出补脾益肾、升举阳气的治疗原则，其常用自创的兰州方，以及古人经方补中益气汤、八珍汤、十全大补汤、升阳举陷汤、人参养荣丸、杞菊地黄丸、金匮肾气丸等加减运用。

四、中医辨证分型及方药

裴正学教授主要从以下两方面对此病进行辨证论治：

1. 中气不足证

证见：眼睑下垂，朝轻暮重，常伴有复视，最后眼球肌可完全固定，谈话时间较长后声音低哑，构音不清，并带鼻音，吞咽困难，咀嚼困难，四肢无力，抬头无力。倦怠乏力，少气懒言，腹胀喜按，大便溏薄。舌质淡，苔薄白，脉细弱。

治则：补中益气，佐以补肾。

方药：补中益气汤加减：生黄芪 30g，党参 30g，炒白术 12g，当归 12g，陈皮 10g，升麻 10g，柴胡 10g，补骨脂 10g，黄精 10g，淮山药 12g，紫河车 10g，仙灵脾 10g，大枣 10g。

2. 肝肾亏损、气血两虚证

证见：两睑下垂，视物成双，朝轻暮重，眼球固定，吞咽困难，咀嚼无力，发音不清，抬头无力，呼吸困难。腰酸耳鸣，少寐多梦，目干而涩，口燥咽干。舌红少苔，脉细。

治则：滋肾养肝、益气养血。

方药：杞菊地黄汤合八珍汤加减：枸杞子 12g，菊花 12g，熟地 30g，山萸肉 12g，牡丹皮 12g，云茯苓 30g，淮山药 12g，党参 20g，炒白术 12g，当归 12g，阿胶 10g，女贞子 12g，炒杜仲 12g，生黄芪 30g。

五、裴正学教授用方解析

本病可归属于中医"痿证"的范畴，以全身或部分骨骼肌无力、易疲劳为主要临床表现，裴正学教授认为其病位主要在脾，治疗不离补中、补肾两端，以健脾补肾法为主。可倡用兰州方、补中益气汤、益气聪明汤、升阳举陷汤、八珍汤、归脾汤等补脾益气方加味。脾为后天之本，肾为先天之本，无先天则后天不立，故在应用健脾益气法的同时亦采用补肾药如六味地黄汤、八仙长寿丸等。此外，他尊崇张锡纯"大气下陷"之说，间或采用升阳举陷法。常用升陷汤，益气聪明汤等升阳举陷。并创造性地予祛风胜湿法治疗重症肌无力，方用桂枝芍药知母汤加减，他认为 MG 为自身免疫性疾病，此方为治疗此类疾病的代表方，为此病的治疗提供了新思路，并拓宽了祛风胜湿法的应用范围。加减药物可谓三类：①养气类：菟丝子、枸杞子、女贞子、何首乌。②补阳类：肉桂、附片、杜仲、川续断、锁阳、大云、鹿角胶、龟板胶。③虫类：姜虫、全蝎、蜈蚣、水蛭等。

六、裴正学教授临床病案举例

例 1：张某，女，34 岁，初诊腰酸软、浑身乏力 1 月余。就诊当地医院，完善相关检查后被诊断为重症肌无力，予新斯的明明显好转。刻诊：腰酸软，浑身乏力，双下肢尤著，精神较差，面色少华，舌淡红、苔薄白，脉细。

【西医诊断】重症肌无力。

【中医辨证】脾肾两虚，经络失养。

【治则】健脾补肾，活血通络。

【方药】六味地黄汤加减：威灵仙 10g，山药 10g，泽泻 10g，天花粉 10g，天冬 10g，钩藤 15g，当归 10g，党参 15g，龙眼肉 10g，鹿角胶 10g（烊化），丹皮 10g，乌梅 10g，山萸肉 15g，全蝎 10g，制乳香 6g，制没药 6g，丹参 20g，黄芪 20g，生地 12g，茯苓 12g，青风藤 15g，海风藤 15g，络石藤 15g，鳖甲 15g，生龙骨 15g，生牡蛎 15g，马钱子 1 个（油炸）。水煎分服，两日 1 剂，15 剂，口服。

二诊：服药 15 剂后，患者腰酸软、浑身乏力明显好转，精神入善，面色改善，舌淡红，苔薄白，脉细。效不更方，原方续服 15 剂。此后半年余，患者无音讯。

三诊：患者诉半年前服完药后诸症痊愈，近日因劳累又出现腰酸软、双下肢无力，舌淡红、苔薄白，脉细。药用兰州方、六味地黄汤加减：黄芪 20g，知母 20g，当归 10g，龙眼肉 10g，鹿角胶 10g（烊化），白术 10g，生姜 6g，制乳香 6g，制没药 6g，山萸肉 30g，生龙骨 15g，生牡蛎 15g，鳖甲 15g，党参 15g，菟丝子 15g，太子参 15g，北沙参 15g，人参须 15g，生地 12g，马钱子 1 个（油炸）。每日 1 剂，水煎服。患者服用 14 剂后腰酸软、双下肢无力症状痊愈。予原方 14 剂续服以巩固疗效，随访至今未复发。

例 2：李某，女，11 岁，初诊双侧眼睑下垂两月余。曾就诊当地医院，完善相关检查后被诊断为"重症肌无力"，予新斯的明对症治疗后无明显好转。刻诊：双眼睑下垂，余无明显不适。舌淡红、苔薄白，脉细无力。

【西医诊断】重症肌无力。

【中医辨证】中气下陷。

【治则】补中益气，升阳举陷。

【方药】升陷汤、益气聪明汤加减：黄芪 20g，知母 20g，桔梗 20g，升麻 10g，柴胡 10g，白果 10g，党参 10g，蔓荆子 10g，桂枝 10g，白芍 10g，白术 10g，葛根 15g，防风 12g，黄柏 6g，生姜 6g，甘草 6g，麻黄 6g，制附子 6g。7 剂，每日 1 剂，水煎分服。

二诊：患者双眼睑下垂稍好转，舌淡红、苔薄白，效不更方，予原方 14 剂续服。

三诊：患者双眼睑较前无明显变化，调整处方。药用：黄芪 20g，当归 10g，龙眼肉 10g，山萸肉 10g，桂枝 10g，鹿角胶 10g（烊化），白芍 10g，生姜 6g，大枣 6g，甘草 6g，制乳香 6g，制没药 6g，生龙骨 15g，生牡蛎 15g，鳖甲 15g，党参 15g，太子参 15g，北沙参 15g，人参须 15g，马钱子 1 个（油炸）。14 剂，每日 1 剂，水煎服。

四诊：患者双眼睑下垂较前仍无明显变化，调整处方如下：潞党参 15g，太子参 15g，北沙参 15g，人参须 15g，生地 12g，山萸肉 30g，浮小麦 30g，山药 10g，桂枝 10g，白芍 10g，麦冬 10g，柴胡 10g，生姜 6g，大枣 6g，甘草 6g，升麻 6g，五味子 3g，黄芪 20g，知母 20g，桔梗 20g。30 剂，每日 1 剂，水煎服。

五诊：患者诉服上方后双眼睑下垂基本治愈，近日劳累后右眼睑下垂轻度复发，予上方加茯苓 12g，泽泻 10g，丹皮 6g、制附子 6g（生煎）。20 剂，两日 1 剂，水煎服。服药 15 剂后患者右眼睑下垂痊愈，随访至今未复发。

七、古今各家学说荟萃

《素问·痿论》论述了痿证的病因、病机、证候分类及有关治疗原则。提出了"痿躄""脉痿""筋痿""肉痿""骨痿"等不同名称，并加以分析："有所失亡、所求不得"（痿躄）；"悲哀太甚"（脉痿）；"思想无穷，所愿不得，意淫于外，入房太甚"（筋痿）；"有渐于湿，以水为事……，居处相湿"（肉痿）；"远行劳倦，逢大热而渴"（骨痿）。在治疗上提出"各补其荥，而通其俞，调其虚实，和其逆顺，筋、脉、骨、肉，各以其时受……"同时认为；"阳明虚，则宗筋纵，带脉不引，故足痿不用也。"

《诸病源候论·风身体手足不随候》说："手足不随者，由体虚腠理开，风气伤于脾胃之经络也，足太阴为脾之经，脾与胃合；足阳明为胃之经，胃为水谷之海也。脾候身之肌肉，主胃消行水谷之气，以养身体四肢。脾气弱，即肌肉虚，受风邪所侵，故不能为胃通行水谷之气，致四肢肌肉无所禀受。而风邪在经络，搏于阳经，气行则迟，关以纵故，令身体手足不随也。"

《景岳全书·痿证》在治疗上又认为："元气败伤，则精虚不能灌溉，血虚不能营养者，亦不少矣，若概从火论，则恐真阳衰败，及土衰水涸者，有不能堪。"

《医林改错·瘫痿论》认为"两腿瘫痿"与痹证不同。"痿证是忽然两腿不动，始终无疼痛之苦"，是气虚不能周流于下，当用益气之药。

现代医家对本病的认识不一，治疗各有特色。有从脏腑论治、有从湿浊论治、有从经络论治，其中多数人主张从脏腑论治：

1. 从脾胃虚损论治

邓铁涛教授提出"脾胃虚损，五脏相关"理论，主张脾胃虚损是 MG 主要矛盾，延及五脏而出现临床症状，治疗上以重补脾胃、兼治五脏、多元调治为原则。在补中益气汤的基础上，自拟强肌健力饮，重用黄芪。其弟子遵循邓铁涛教授学术思想及经验，又在临床实践中积累了各自经验，均取得较好成果。如邓中光教授基于对邓铁涛教授学术思想的继承，治疗以补气升陷为基础重用补气药，同时注重顾护阴液，取得一定的临床疗效。

裴昌林教授认为 MG 主要病因为先后天不足，元气虚衰，病位主要涉及脾肾肝三脏，脾气亏虚贯穿整个病程，治疗上主张益气健脾，在补中益气汤的基础上创制益气健脾补元汤，同样重用补气药。

李广文认为 MG 的关键病机为脾胃气虚，确立健脾益气的治疗法，自拟益气健脾方临床疗效显著。

陈国中等主张 MG 病机为脾胃虚弱，清阳下陷，提出以补气升提为主要治法。

李声岳认为脾胃气虚、中气下陷为本病的发病关键，组方葛根举陷汤临床疗效显著。

总之健脾益气法治疗 MG 临床证实疗效显著，且有研究证实补中益气汤通过药物间互相作用调节体液及细胞免疫，抑制 AchRAb 的产生。

2. 从脾肾虚损论治

李庚和教授认为 MG 属于"虚劳"范畴，发病责之于脾肾两脏，主因脾肾亏虚而起，强调培补脾肾法。所用强力方能调节细胞免疫，且疗效肯定。

张怀亮教授认为本病多由脾肾虚衰所致，创立六法辨治均从脾肾论治。

杜雨茂认为 MG 基本病机是脾气虚弱、肾精亏损，治疗上强调健脾补肾，各有侧重。补益脾肾法在临床治疗 MG 上取得较佳的临床疗效。

3. 从肝论治

部分医家认为 MG 应责之于肝，从肝论治取得一定临床疗效。

尚尔寿教授认为痿证的病位在肝，病因为风（内风、外风），病机主要为肝肾亏虚、精血不足致肝风内动、筋脉痿废。主张从肝风论治，擅于补益肝肾、平肝熄风、搜风通络，自拟复肌宁方，临床疗效显著。顼宝玉在总结尚老经验的基础上结合自身临床经验，进一步论证了 MG 病位在肝，认为肝为罢极之本，主筋，肢体软弱无力是筋弱的表现。

李家庚教授认为肝藏血主筋，肝血不足，宗筋失养痿软无力，精血同源，肝血不足则肾精亏虚，水不木，肝阳偏亢灼津为痰，肝风挟痰阻滞经络，气血痹阻，肌肉筋脉失养而瘦削无力。

4. 从五脏相关论治

孙慎初教授将 MG 归属为虚证，并分为眼肌型和全身型。前者主要是中气不足，治疗以补中益气为主。后者尚有肺肾虚损，临床治疗时多补益脾气兼滋补肺肾为原则。

王宝亮教授认为，MG 发病早期多以肺脾气虚为主，病中期气血津液聚而为痰，阻滞络脉，气血运行愈发不畅，筋脉失养。后期常累积肝脾肾三脏，多表现为脾肾阳虚或肝肾阴虚，治疗上应以补脾益肾、升阳举陷为本，兼调养他脏。

王新陆教授认为 MG 多责之于脾胃气虚，肝肾亏虚和肝风扰络，支持调肝理脾益肾的治疗法。

第九章 皮肌炎和多发性肌炎

一、生理及病理

皮肌炎（DM）又称皮肤异色性皮肌炎，是一种主要累及四肢近端横纹肌伴同多样皮肤损害的慢性炎性疾病，也可伴发各种内脏损害。属自身免疫性结缔组织病。本病发生可能与感染、遗传与免疫等相关，其皮肤病变早期有水肿和小血管扩张，晚期有表皮角化、棘层萎缩和基底细胞层液化和变性；真皮有轻度血管周围浸润和色素增加或减少，末期真皮层胶原纤维水肿膨胀，继则丧失其纤维结构而透明化，胶原纤维间有类似酸性黏多糖的黏蛋白沉积，强烈提示 DM。肌肉病变可见骨骼肌纤维透明或空泡变性，断面直径大小显著改变；一条或多条肌纤维部分或整个坏死；肌纤维再生；间质慢性炎症细胞浸润及纤维增生。

二、诊断及治疗

（一）临床诊断

1. 症状体征

（1）肌肉病变：多累及横纹肌，以四肢近端肌肉受损为先，病变多呈对称性，少数患者可局限于一侧肌肉群，患者先感乏力，随后有肌肉疼痛、按痛和运动痛，进而肌力下降，呈现各种运动机能障碍和特殊姿态等。

（2）皮肤病变：皮肤病损与肌肉受累程度常不平行，皮损形态多样，以红斑最多，分布局限或泛发。基本损害在面部，常从面部，特别是上眼睑发出，出现以眼睑为中心的眶周不同程度的浮肿性紫红色斑片；四肢肘膝和掌指关节伸面的紫红色丘疹、斑，以及萎缩，伴毛细血管扩张，色素减退，可覆盖细小鳞屑（称"Cottron征"）。慢性患者可见多发角化性小丘疹、斑点状色素沉着、毛细血管扩张、轻度皮肤萎缩及色素脱失，称血管萎缩性异色病性皮肌炎。本病皮肤黏膜病变表现变化多端，轻者一般不疼不痒，无感觉异常，重者有皮肤水肿和疼痛。还可见丘疹、口腔黏膜疹、溃疡、荨麻疹样皮疹等多形态皮肤黏膜表现。

（3）检查：血清肌浆酶在病变活动期均可增高，但以肌酸磷酸激酶（CPK）和醛缩酶的上升最有价值；蛋白电泳中 $\alpha 2$ 及 γ 球蛋白增高；约半数患者 RF 和抗核抗体（ANA）试验阳性，但 LE 细胞一般阴性；24h 尿肌酸排量稍高，大于 200mg，甚至可在 400～1200mg，该项有辅助诊断意义；在急性期白细胞计数增高,尿中可偶见肌红蛋白,晚期贫血明显,血沉常增快。受累肌群肌电图呈肌原性萎缩相,但非特异性,肌活检及皮肤活检常有决定性意义。

2. 诊断标准

(1)主要标准:①典型的皮肤病变(眼睑紫红色皮疹),末梢血管扩张和手指伸侧鳞屑性红斑或四肢躯干红斑;②肌力降低,肌压痛和硬结,动作迟缓及四肢近端明显肌萎缩;③肌活检炎症细胞浸润,肌纤维透明变性或空泡性坏死,肌纤维粗细不一,间质纤维化,肌纤维再生现象等;④血清酶GOT、GPT、LDH、醛缩酶等超过正常值限的50%;⑤肌电图示肌炎存在(应用皮质激素或解痉剂则影响阳性结果)。

(2)次要标准:①钙沉着;②吞咽困难。

(3)诊断判定:①主要标准五项中具备3项或主要标准2项加次要标准2项即可诊断为皮肌炎(无皮肤症状时称为多发性肌炎);②只有主要标准第1项(皮肤病变)时,或主要标准2项时或主要标准1项加次要标准2项疑诊为皮肌炎;③异型:伴有恶性肿瘤的多发性肌炎或皮肌炎。

3. 鉴别诊断

(1)系统性红斑狼疮:皮损为水肿性颧颊部蝶形红斑,指(趾)关节伸面暗红色斑和甲周及末节指(趾)屈面红斑为特征性,病变主要累及肾脏;而皮肌炎是从眶周为中心的浮肿性紫红斑,指(趾)关节和掌(跖)、指(趾)关节伸面紫红色斑及甲根皱裂的毛细血管扩张所致的变色,以肢体近端肌肉受累为主,化验血清肌酸酶和尿肌酸排出量明显增高,必要时可做肌电图和肌活检可资鉴别。

（2）系统性硬皮病：病变初期有雷诺氏现象，颜面和四肢末端肿胀，硬化后萎缩为其特征，肌肉病变通常在晚期出现，且为间质性肌炎；皮肌炎肌肉病变在初期即已显著，为实质性肌炎，后期可见与硬皮病相似的症状，如皮肤钙化、皮下脂肪组织中钙质沉着等，必要时要做肌肉活检及皮肤活检。

（3）结缔组织病伴发的皮肌炎：主要依靠特异性抗体的检查，如抗 J0-1 抗体或抗 PM-1 抗体阳性，更多考虑皮肌炎、肌炎的存在。

（二）西医治疗

本病病程大部分为慢性渐进性，二至三年趋向恢复，仅少数死亡，少数发作呈急性显著乏力患者，常因并发感染而死亡。因此，增强抵抗力，预防感染很重要；在重症炎症急性期，应卧床休息，并被动活动关节和肌肉，防止软组织挛缩；在恢复期做适量轻度活动，要避免过劳。药物治疗目前仍首选类固醇皮质激素，但治疗量尚有争议，一般成人强的松或强的松龙每日 30 ~ 40mg，重症患者可达 60mg 或更高剂量，剂量调节及时间的长短根据血清酶和临床状态决定，常需用较长时间如一至二年。应注意预防消化道出血及胃肠道穿孔等副作用发生。同时含氟的皮质激素如氟美松易引起激素性肌病，应避免使用；若激素治疗效果不好，及激素治疗禁忌者或为减少激素用量和副作用，可加用免疫抑制剂如甲氨喋呤 0.5 ~ 0.8mg／kg，每周静注一次，对改善肌力效果好。另外非甾体类抗炎药物，蛋白同化激素、抗疟药物和维生素

E 等可辅助试用，重症患者可静滴复方氨基酸和能量合剂以支持治疗。该病死亡多因呼吸衰竭或心力衰竭导致，治疗同于循环、呼吸衰竭的抢救。

三、裴正学教授思维方法

在古代医籍中无"皮肌炎"这一病名，但从皮肌炎皮肤和肌肉的改变及伴随症状来看，它类似于中医痹痿证中的"皮痹""肌痹""痿症"，裴正学教授认为本病发病原因有内、外因之分。内因可由于饮食劳倦、过食肥甘、脾失健运、或先天禀赋薄弱。结合皮肌炎主要为皮肤和肌肉两组症状，大多伴见关节畸形，运动功能障碍等症状，认为脾主肌肉，主四肢，主运化，以营养周身"肺主皮毛""肾主骨、生髓，主藏精，为先天之本"，又为水火之脏，真阴真阳所居，有温煦后天之功能。故本病与肺脾肾三脏关系极为密切。属本虚标实之证，肺脾肾三脏功能失调为本虚，风寒湿热邪外侵，瘀血阻络为标实，治疗应祛邪不忘固本，攻补兼施。根据以上病机，裴正学教授临床选方善用：加味风引汤、桃红四物汤、异功散、振痿汤、桂附八味丸、选奇汤等。

四、中医辨证分型及方药

根据患者的临床表现，大致将本病分以下四型进行辨证论治：

1. 风湿热侵证

证见：四肢肿胀重着无力，遍身骨节酸楚疼痛，身热汗出，口干不欲饮，皮肤紫斑，舌红，苔黄腻，脉濡数。

治则：清热祛风除湿

方药：加味风引汤（七石三对药）：生石膏15g，寒水石15g，紫石英15g，白石英15g，生龙骨15g，生牡蛎15g，赤石脂15g，滑石10g，桂枝12g，大黄6g，干姜6g，牛膝15g，木瓜15g，秦艽10g，威灵仙15g，生地12g，当归10g。若关节疼痛重着难移，加防己以胜湿邪；湿热偏重，可加苍术、黄柏及其他清热燥湿解毒之品。

2. 血瘀阻络证

证见：肌肉疼痛如刺如锥，拒按，固定不移，面部紫红色斑，肌肤甲错，舌暗或有瘀点瘀斑，脉涩。

治则：活血化瘀，通络止痛。

方药：加味桃红四物汤：当归10g，赤芍10g，川芎10g，生地12g，桃仁10g，红花6g，秦艽10g，川续断15g，川牛膝15g，全蝎6g，蜈蚣2条，侧柏叶15g，木瓜10g，伸筋草15g，地龙15g，龙骨15g，胆南星10g，桑枝30g，鸡血藤20g。急性期热毒炽盛，可加用丹皮、犀角、生地等凉血清热化瘀之品，病久气虚致瘀，可加黄芪、党参等以益气扶正，以助祛瘀。

3. 肺脾气虚证

证见：神疲乏力，气短自汗，眼睑浮肿，声嘶，肌力下降，纳少便溏，苔薄白，质胖大或边有齿痕，脉沉细。

治则：健脾补肺。

方药：异功散、振痿汤加味：半夏6g，陈皮6g，党参

10g，白术 10g，茯苓 12g，黄芪 30g，知母 20g，生姜 6g，制乳香 6g，制没药 6g，山萸肉 20g，龙眼肉 3g，生龙骨 15g，生牡蛎 15g，牛膝 15g，威灵仙 15g，甘草 6g。若气短乏力显著，重用黄芪，脘痞纳呆者加木香、砂仁以醒脾助运。

4. 肾虚精亏证

证见：头部下垂，难以站立，腰酸腿软，眩晕耳鸣，畏寒肢冷，遗精尿频或五心烦热，盗汗颧红，舌质淡或舌红少苔，脉沉迟或沉细。

治则：滋肾养阴。

方药：桂附八味丸、选奇汤加减：桂枝 12g，附片 6g（先煎），生地 12g，山药 10g，山萸肉 20g，丹皮 6g，泽泻 10g，苍术 6g，陈皮 6g，甘草 6g，生姜 6g，大枣 10g，半夏 6g，当归 10g，川芎 6g，生地 12g，羌活 10g，防风 6g，乌药 6g，香附 6g，牛膝 10g。若阴虚内热为主，酌加当归、白芍、二至丸；偏阳虚者可加鹿角胶、锁阳等；气虚体弱者，加党参、黄精。

五、裴正学教授用方解析

裴正学教授认为，本病之风湿热侵、血瘀阻络两型均为发作期患者典型表现有上眼睑发生紫红色斑，逐渐弥漫地向前额、颧颊、耳前、颈和上胸部 V 字区等扩展，头皮和耳后部亦可累及，四肢近端肌肉酸痛无力，严重者可出现吞咽、呼吸困难等一派热毒炽盛之象，此型患者血沉、C- 反应蛋白必居高不下，在此基础上，可致气血壅滞不行，阻遏于骨节肌肉，可生痰成瘀。因此，发作期以辨邪之性质为要，治疗以祛邪为主，邪去则正安。故多选用加味风引汤、桃红四物汤等祛邪剂。风引汤出自《金匮要略》，其组成为大黄、干姜、龙骨、桂枝、甘草、牡蛎、寒水石、滑石、赤石脂、白石脂、紫石英、石膏。方中大黄泄热通腑，滑石、石膏、寒火石清热泻火，赤石脂、紫石英、龙骨、牡蛎潜镇安神，干姜、桂枝、甘草温阳扶正，兼有反佐凉药之功，全方共奏泻热除湿之功。而缓解期以脏腑精气亏虚为多见，常累及肝脾肾等脏，而兼见痰瘀等其他兼证。脾肾阳虚或气虚则多见四肢抬举无力，面色苍白，神疲乏力，食少便溏等症。肝肾阴虚则见四肢肌肉酸疼隐隐，伴见肌肉萎缩，形体消瘦，面色潮红，五心烦热，头晕目眩，失眠盗汗等症。因虚使邪乘虚而入，还可伴见瘀血、湿困、寒凝等证，如见肌肉麻木刺痛，痛处固定不移，斑疹，舌紫黯，肌肤鳞屑甲错，或见头身困重，周身酸楚，或四肢无力抬举而伴有酸痛，四肢末端遇冷则见发白发紫之象等症。因此缓解期以正虚为主，而伴见邪实为标。治疗以顾护脏腑阴阳气血为主，扶正达邪，而勿攻伐太过而伤正。异功散、振痿汤、桂附八味丸、选奇汤等以扶正补虚为主之方剂则多用之。

另外，桂枝芍药知母汤、五味消毒饮、当归六黄汤、裴氏验方①（桂枝、牛膝、附子、香附、胆南星、乌头、马钱子、郁金、甘草、当归、川芎、赤芍、半夏、陈皮、莪术、厚朴）、裴氏验方②（生龙骨、生牡蛎、炒枣仁、生苡仁、木瓜、草薢、白芍、甘草、肉苁蓉、龙眼肉、当归、菟丝子、杜仲）、裴氏验方③（威灵仙、丹皮、生地、山萸肉、山药、丹参、茯苓、泽泻、乌梅、天花粉、天冬、清风藤、海风藤、络石藤、鸡血藤、巴戟天、黄芪）、裴氏验方④（黄芪、桂枝、白芍、甘草、生姜、大枣、细辛、木通、麻黄、附子）等方剂在临床中根据患者不同辨证均可加减使用。

六、裴正学教授临床病案举例

例1：李某，男，42岁，"确诊皮肌炎1年，肌肉疼痛1月"为主诉就诊。患者1年前无明诱因出现四肢无力，在多家医院就诊，诊断为皮肌炎，经多种药物治疗（具体药物及剂量不详），病情未见缓解，近1月来病情逐渐加重，肌肉疼痛，如刺如锥，拒按，固定不移，面部紫红色斑，肌肤甲错，舌暗或有瘀点瘀斑，脉涩。既往体健。

【西医诊断】皮肌炎。

【中医辨证】瘀血阻络。

【治则】活血化瘀。

【方药】加味桃红四物汤：当归10g，赤芍10g，川芎10g，生地12g，桃仁10g，红花6g，秦艽10g，川续断15g，川牛膝15g，全蝎6g，蜈蚣2条，侧柏叶15g，木瓜10g，伸筋草15g，地龙15g，龙骨15g，胆南星10g，桑枝30g，鸡血藤20g。水煎服，一日1剂。服药15剂，口服。

二诊：用药后疼痛明显缓解，守方服药30剂，病情稳定，随访6个月病情无反复。

例2：强某，女，48岁，四肢肿胀重着无力，遍身骨节酸楚疼痛，身热汗出，口干不欲饮，皮肤紫斑，舌红，苔黄腻，脉濡数。

【西医诊断】皮肌炎。

【中医辨证】风湿热浸证。

【治则】祛风泄热除湿。

【方药】加味风引汤（七石三对药）：生石膏 15g，寒水石 15g，紫石英 15g，白石英 15g，生龙骨 15g，生牡蛎 15g，赤石脂 15g，滑石 10g，桂枝 12g，大黄 6g，干姜 6g，牛膝 15g，木瓜 15g，秦艽 10g，威灵仙 15g，生地 12g，当归 10g。水煎服，一日 1 剂，共 7 剂，口服。

二诊：用药后疼痛明显缓解，以腰酸腿软，眩晕耳鸣，畏寒肢冷为主症，方用桂附八味丸、选奇汤加减：桂枝 12g，附片 6g（先煎），生地 12g，山药 10g，山萸肉 20g，丹皮 6g，泽泻 10g，苍术 6g，陈皮 6g，甘草 6g，生姜 6g，大枣 10g，半夏 6g，当归 10g，川芎 6g，生地 12g，羌活 10g，防风 6g，乌药 6g，香附 6g，牛膝 10g。水煎服，一日 1 剂，共 30 剂，病情稳定。

三诊：上方剂量大十倍，研末冲服，9g/ 次，一日 3 次，以善其后，随访 3 个月病情无反复。

七、古今各家学说荟萃

《素问·痹论》中说："……以至阴遇此者为肌痹，以秋遇此者为皮痹……"最早记载了"皮痹""肌痹"病名。

《中藏经·论肉痹》中说："肉痹者，饮食不节，膏粱肥美之所为也。脾者，肉之本……肌肉不滑泽，则腠理疏，则风寒湿暑之邪易为入……"论述了脾主肌肉，肌（肉）痹发病是因脾虚又感风寒湿邪所致，与后人论述皮肌炎肺、脾、肾三脏功能失调中脾脏功能失调的病因病机颇为相似。

《圣济总录·皮痹》说："……盖肺主皮毛……当秋之时感于三气则为皮痹，……固有非秋时而得之者，皮肤不营而为不仁，则其证然也"。该段论述了肺主皮毛，皮痹发病为肺感三邪所致，指出了气血虚弱不能润濡皮肤的病理机制。

《济生方·痹论》中曰："风寒湿三气杂至，合而为痹，皆因体虚，腠理空虚……凡有五种……皮痹、肌痹是也……"痹证的发生有内外两因，正气虚弱是发病内因，是关键；感受风寒湿三邪是外因，皮痹、肌痹发病同理。

《类证治裁·痹症》中提到："皮痹，邪在皮毛，搔如隔帛，或隐疹风疮，宜疏风养血，秦艽地黄汤"。描述了皮痹的发病部位、症状、治则及方药。

《医学入门·杂病提纲·痹风》中提出："……然外邪非气血虚则不入，此所以痹久亦能成痿。"说明痹久气血不能濡养肌肉四肢，使肌体瘦削无力，成为痿症。

《内经》则提出有"治痿独取阳明"的治疗方法。《素问·痹论》"皮痹、肌痹"日久不愈，可侵犯相应的脏腑，使气机闭塞，则有心痹、肝痹、脾痹、肺痹、肾痹等相应症状，且入脏腑难治的预后。如"凡痹之客五藏者，肺痹者，烦满喘而呕；心痹者，脉不通，烦则心下鼓，暴上气而喘，嗌干善噫，厥气上则恐；肝痹者，夜卧则惊，多饮数小便，上为引如怀；肾痹者，善胀，尻以代踵，脊以代头；脾痹者，四肢解堕，发咳呕汁……"

现代医学家中医治疗皮肌炎多采取辨证论治：许多医家会结合辨证与辨病，即将疾病分期与辨证分型结合进行诊断治疗。

陈湘君教授治疗此病遵循"急则治其标，缓则治其本"的原则，主张分期辨证论治。

陈学荣教授将皮肌炎分为急性活动期、亚急性期和慢性期。其中急性活动期又分为热毒炽盛证，方用清营解毒汤或清瘟败毒饮；湿热郁结证，方用茵陈蒿汤合萆薢渗湿汤。亚急性期又分为肺热伤津证，方用清燥救肺汤；脾虚湿热证，方用参苓白术散合二妙散。慢性期又分为气阴两虚证，方用益气养阴方；气虚血亏证，方用十全大补汤；肝肾阴虚证，方用虎潜丸；脾肾阳虚证，方用黄芪、党参、白术、怀山药、茯苓等温补脾肾，温阳通络。

高明利教授主张分三期论治多发性肌炎和皮肌炎：初期祛邪为主，湿热蕴结则以清热祛湿、解肌通络，予四妙散、当归拈痛汤；毒热炽盛治以清热解毒、凉血通络，予犀角地黄汤加减。中期扶正祛邪并施，以健脾祛湿，化痰通络为法，予香砂六君子汤、茯苓散合控涎散加减。缓解期多虚，注意顾护胃气，不可攻伐太过，治疗以益气养血，透热养阴为法，予补中益气汤、青蒿鳖甲汤和三痹汤加减；肢体偏瘫者予补阳还五汤加减。

范永升教授认为皮肌炎疾病活动期即现血热相互搏结致瘀，眼睑、颈前、颈后、胸部出现特征性皮疹；活动期湿热之邪内蕴较重，治以祛邪为主兼以固护中焦及肾精，常用清热利湿、凉血活血的当归拈痛汤加减。缓解期，气虚血滞，瘀血阻络较甚，在正虚的基础上，湿热相结，粘滞难去，使本病缠绵难愈，遇诱因易复发。治疗当扶正为主兼以祛邪，采用健脾滋肾，解毒祛瘀之法，方用四君子汤合青蒿鳖甲汤加减。

齐连仲教授认为正气不足是本病发生的内在基础，热毒湿瘀为标实之患。在治疗上以扶正祛邪、标本兼治为基本大法，并根据疾病所处的不同阶段以及邪正盛衰的实际情况来决定采用扶正兼以祛邪，还是祛邪兼以扶正。急性期以祛邪为主，兼以扶正，采用清热除湿、益气活血之法。慢性期在治疗上当以扶正为主兼以祛邪，采用以益气活血为主，兼以清热除湿之法。

杨昆容等认为治疗早期皮肌炎应以扶正为主，益气健脾法贯穿始终，选用四君子汤、六君子汤、黄芪建中汤等基本方进行加减治疗。

第十章　进行性系统性硬化症

一、生理及病理

进行性系统性硬化症（PSS）即硬皮病，是一全身性结缔组织病，特点是退行性及炎性改变，纤维母细胞过度产生胶原，最后导致纤维化，影响皮肤、血管、肌肉及内脏。

本病之病理变化分早期（炎症期）和晚期（硬化期）。皮肤病变初期，真皮胶原纤维束肿胀和均一化，胶原纤维间和血管周围有以淋巴细胞为主的浸润，血管壁水肿，弹力纤维破碎。晚期水肿消退，胶原纤维索肥厚硬化，真皮明显增厚，皮脂腺萎缩，汗腺减少，脂肪层变薄。系统性中表皮萎缩，上皮脚消失，真皮深层和皮下组织中可见广泛钙质沉积。肺部广泛性间质和肺泡纤维化，并有囊性改变。肾脏小叶间动脉内膜增厚，肾小球入球动脉和血管纤维素样坏死，肾小管萎缩或扩张及肾皮质硬化。食管下 2/3 为主的消化道，黏膜变薄，黏膜下纤维组织增生，有淋巴细胞和浆细胞浸润，肌层萎缩，可见于肠道。

二、诊断及治疗

（一）临床诊断

1. 症状及体征

根据分类，患者有不同临床表现：

（1）局限性硬化症：皮肤损害分为：①斑状损害：呈圆形、长圆形或不规则形水肿性硬片状损害，表面干燥光滑，呈蜡样光泽，硬如皮革，局部无汗及毛发。②带状损害：沿肢体或肋间呈带状分布，皮损有明显凹陷，有时皮损下的肌肉、骨骼可有脱钙、疏松、吸收变性，儿童多见。③点滴状损害，为绿豆至黄豆大集簇性或线状排列的发硬小斑点，表面光滑发亮，周围有色素沉着，时间较久可发生萎缩，此型少见。

（2）系统性硬化症：①皮肤：硬化症有 90%～95% 有皮肤损害，有 5%～10% 仅有内脏硬化而无皮肤受累或雷诺氏现象。病变多从指趾或四肢远端开始，向臂、颈、面、胸、臀、腹背部蔓延；②肌肉：较常见，肌肉消瘦而无力，弥漫性及痉挛痛，严重者可以发生肌萎缩；③骨和关节：关节痛和关节强直常见；④内脏：消化系统：全消化道均可累及，45%～90% 累及食管，多发于食管下 1/3 或 2/3，表现为吞咽困难、呕吐、上腹灼痛。胃肠道受累时有食欲不振，腹胀痛，消瘦，腹泻与便秘交替等。食管功能障碍，并伴有雷诺氏现象，对诊断本病有其特异性。心血管系统：1/3～1/4 患者在皮肤表现前即出现心脏病变，如心脏增大、奔马律；约 61% 的患者可发生心肌、心包、心内膜炎、严重者可致左心或全心衰竭，甚至发生心源性猝死。呼吸系统：广泛性肺间质和肺泡纤维化、肺活量减少，临床见进行性呼吸困难及咳嗽。泌尿系统：约75%患者肾脏受累，可见蛋白尿、高血压及氮质血症，严重时致急性肾衰。神经系统：本病在早期引起显著临床症状者少见，一旦引起神经系统病变即可侵犯多种神经，可出现多发性神经根炎、脑膜炎。也可见三叉神经痛、脑血管硬化、脑出血。⑤其他：本病初期70%~80%患者可见肢端雷诺氏现象，或有类似肌炎的肌肉痛、不规则发热、食欲减退、体重减轻、疲乏无力等。

临床主要检查有：

（1）免疫学检查：①血清蛋白：血清蛋白电泳中可见α1G及α2G增高，大多数IgG增高，有高免疫球蛋白血症。②类风湿因子：其阳性率为25%~33%。③抗核抗体：在早期少数呈阳性，斑点型和核仁型均对本病有特异性诊断价值，阳性率为80%，以核仁型为显著。

（2）皮肤活检：诊断困难者可做皮肤活检，局限性或系统性中受累或未受累皮肤的感觉时值测定较正常延长5~12倍。

（3）X线检查：系统性中①牙周膜增宽。②食道、胃肠道蠕动消失，结肠袋呈球形改变。③指端骨质吸收。④两肺纹理增粗，或见小的囊状改变。⑤软组织内有钙盐沉积阴影。

2. 诊断标准

（1）主要症状：皮肤：①初期手背及上睑发生原因不明的水肿及对称弥漫性硬化。②晚期皮肤硬化和手指屈曲挛缩。

四肢：①雷诺氏现象。②指、趾末端溃疡和疤痕形成。关节：多关节痛或关节炎。肺部：肺纤维化。消化道：食管功能低下。

（2）病理所见：①前臂伸侧皮肤活检：胶原纤维肿胀或纤维化。②血管壁显示上述类似变化。以上主要症状随病程及病情进展而异，因此，无皮肤损害者诊断较困难，须做全面检查。

上述标准条项具体使用如下：

（1）确诊：主要症状中具备三项以上或主要症状中第一项或 2～5 项中的二项加上病理所见之一项。

（2）疑诊：具备确诊中之症状，但无病理所见，并排除其他结缔组织病者。

3. 鉴别诊断

（1）局限性硬皮病需与下列诸病鉴别：①斑萎缩：初为大小不一的圆形或不规则形淡红色斑片损害，以后渐萎缩，微凹或隆起，表面起皱，触之不硬。②萎缩性硬化性苔藓：皮损为大小不一的发亮淡紫色扁平丘疹，聚集分布而不融合，表面有毛囊角质栓，可发生水疱，渐见皮肤萎缩。

（2）系统性硬化症需与下列诸病鉴别：①成人硬肿病：常在咽部细菌感染后出现，皮肤发硬，真皮深层肿胀和僵硬，局部无色素沉着，萎缩及毛发脱落，无雷诺氏现象及内脏损害，可自愈。②皮肌炎：眼眶周围有水肿性深红至紫红色斑，伴明显肌无力、疼痛和触痛，血中乳酸脱氢酶（LDH）和肌酸磷酸激酶（CPK）及 24h 尿中肌酸量均可明显增高。

（3）与硬化症的变异型鉴别：① CREST 综合征：在弥漫

性中占60%～75%，经长期临床观察，认为患者在10年以后出现肺纤维化、肺动脉高压、胆汁性肝硬化及三叉神经痛，并发心肌及肾脏病者少见。②硬斑病：斑状硬斑病是圆形或椭圆形淡红色水肿性斑片，局部皮肤发硬，伴关节痛、腹痛、神经痛及偏头痛，全身可见。线状硬斑病常沿肋间神经或一侧肢体呈带状分布，局部皮肤凹陷不硬，紧贴于骨面，可引起四肢关节活动受限，出现肢体弓形挛缩及爪状手。③混合性结缔组织病：患者具有系统性红斑狼疮、硬皮病、皮肌炎或多发性肌炎等病的混合表现。

（二）西医治疗

1. 血管扩张药

胍乙啶：开始每日12.5mg，渐加至每日25mg，3周后改为每日37.5mg。甲基多巴每次125mg，日服3次。

2. 结缔组织形成抑制剂

青霉胺：开始每日25mg，渐加至全量每日1.0～1.5g，连服2~3年。秋水仙碱：每日0.5~1.5mg，连服3个月。积雪苷片：每次3~4片，日服3次，针剂：（每支2mL）含积雪苷2mg，每周2~3次，每次1支，肌肉注射。

3. 肾上腺皮质激素

强的松每日30mg，口服，以后渐减至每日5～10mg的维持量，如有蛋白尿、高血压或氮质血症等应避免应用。

4. 免疫抑制剂：苯丁酸氮芥每日6mg，硫唑嘌呤每日75～150mg，环磷酰胺每日50~200mg，均可选用。

三、裴正学教授思维方法

本病相当于中医的"痹证"。裴正学教授认为，本病是由于脾肾阳虚，气血不足，腠理不密，卫外不固，感受风、寒、湿邪所致。脾肾阳虚，气血不足是痹证发生的基础和内在因素。因此机体易受风寒湿外邪侵袭，阻于皮肤肌肉之间，以致营血不和，气血凝滞，经络痹阻，闭塞不通，周身内外失于濡养，而致皮脉筋肌骨及五脏之痹。其病因病机可概括为寒凝肌腠，气血瘀滞，经络痹阻，久则耗伤气血，脏腑失调，三个过程由轻至重，相互联系、影响和转化。在治疗上以温阳益气法和活血化瘀法为主，在此基础上加减进退。选方有加味二仙汤、乌鸡兰活汤、保元桂附汤、吴茱萸汤、阳和汤、荆防败毒散、丹栀逍遥散、当归补血汤、身痛逐瘀汤、养阴清肺汤、玉女煎等。

四、中医辨证分型及方药

1. 缓慢进展期，据其临床表现可分四型：

（1）脾肾阳虚证：畏寒肢冷，关节疼痛，腰部酸痛，性欲减退，齿摇发落，食欲减退，大便溏薄，局部皮肤（眼睑、面部、手背）多呈粉红色或黑白相间，皮紧、肿胀、坚硬。舌体胖嫩，舌质淡暗，苔灰滞无泽，脉沉细濡。

治则：温补脾肾，散寒利湿。

方药：加味二仙汤、阳和汤加味：仙茅 10g，仙灵脾 10g，丹参 30g，郁金 15g，桂枝 10g，桃仁 10g，当归 15g，川芎 10g，赤芍 10g，生地 20g，鸡血藤 30g，熟地 15g，鹿角霜 10g，炒白芥子 10g，肉桂 10g，炮姜炭 10g，炙麻黄 10g，薏苡仁 15g，鹿衔草 10g，红花 6g，炙甘草 6g。

（2）肺卫不宣证：低热恶寒，身痛肌痛或有咳嗽稀痰，口不渴，大便软，皮肤有局限性或弥漫性发硬，具蜡样光泽，甚至萎缩贴于深层组织之上，关节活动障碍，张口困难，皮肤暗褐，毛发脱落，无汗或多汗，舌淡红，苔薄白，脉沉细。

治则：宣肺利湿，通络化瘀。

方药：荆防败毒散加味：荆芥 10g，防风 15g，前胡 10g，柴胡 10g，羌活 10g，独活 10g，茯苓 15g，甘草 10g，桔梗 6g，川芎 10g，生姜 10g，薄荷 6g，黄芪 10g，当归 15g，乌梢蛇 10g，地龙 10g，白芍 10g，全蝎 10g，蝉蜕 10g。

（3）肝郁血滞证：情绪易于激动，女性多有月经不调，或有恶心呕吐，齿龈出血，便溏或时稀时干，局部皮肤改变除与上二型相似外，尚有局部发白、发紫、发凉、灼热、瘙痒及雷诺氏现象。舌质暗红，苔薄白，脉弦。

治则：舒肝解郁，通络化瘀。

方药：丹栀逍遥散加味：丹皮 10g，栀子 10g，柴胡 10g，当归 15g，白芍 15g，茯苓 10g，白术 15g，甘草 6g，生姜 6g，薄荷 6g，当归 24g，丹参 24g，制乳香 6g，制没药 6g，夏枯草 15g，玄参 24g，元胡 12g，泽兰 24g，郁金 12g，血竭 6g，首乌 15g，鸡血藤 20g，银花 20g。

（4）气血双虚证：疲乏无力，食欲减退，体重减轻，肌肉疼痛，心慌，气短，头昏，肢体麻木，局部皮损轻重不一，色暗且紫，舌淡暗，苔薄，脉细弱。

治则：气血双补，通络化瘀。

方药：当归补血汤、身痛逐瘀汤加减：黄芪 15g，当归 15g，柴胡 12g，桃仁 10g，红花 6g，生地 12g，赤芍 10g，川芎 6g，天花粉 10g，肉桂 10g，延胡索 10g，车前子 10g，牛膝 15g，秦艽 10g。

2. **急性发作期**：上述四型患者中均可能有急性发作，常因累及内脏出现咳嗽气短、心悸、黄疸、眩晕等症；也可因寒邪郁久化热或经络痹阻，气血俱闭而发生指趾端湿性或干性坏死，低热，齿龈出血，舌红，脉数等症。

治则：滋阴降火，清热解毒，舒肝理气。

方药：养阴清肺汤、玉女煎加味：生地 12g，熟地 12g，桔梗 12g，丹皮 6g，浙贝母 15g，生石膏 10g，牛膝 15g，当归 15g，玄参 10g，金银花 10g，甘草 6g，郁金 10g，泽兰 15g，紫草 10g，夏枯草 10g，赤芍 15g。

五、裴正学教授用方解析

裴正学教授在本病的治疗上以温阳益气法和活血化瘀法为总则。其临床治疗常用方剂有：加味二仙汤（仙茅 10g，淫羊藿 10g，生丹参 30g，郁金 15g，桂枝 10g，红花 10g，当归 15g，川芎 10g，赤芍 10g，生地 20g，鸡血藤 30g，歌诀：仙茅灵脾生丹郁，桂枝红花四物鸡）、乌鸡兰活汤（当归 24g，丹参 24g，制乳香 6 克，制没药 6g，夏枯草 15g，玄参 24g，延胡索 12g，泽兰 24g，郁金 12g，血竭 6g，何首乌 15g，鸡血藤 24g，金银花 24g。口诀：乌鸡兰活血枯花，桂附二元郁金加）、保元桂附汤（党参 30g，黄芪 60g，甘草 6g，肉桂6g，蕲蛇 30g，牡蛎 60g，桂枝 15g，附子 6g，当归 30g，丹参 10g，穿山甲 10g，地龙 12g，红花 10g，鸡血藤 30g，白芷 10g，乳香 3g，没药 3g，灵脾 10g，巴戟天 10g，白术 10g，苍术 10g、威灵仙 10g。口诀：保元桂附丹，蕲牡山地仙，红鸡白灵舞，二术巴戟天）、吴茱萸汤、阳和汤、荆防败毒散、丹栀逍遥散、当归补血汤、身痛逐瘀汤、养阴清肺汤、玉女煎等。

具体应用如下：补气壮阳，健脾益肾是治本之法，常选用加味二仙汤、阳和汤、当归补血汤、保元桂附汤等；因本虚易感邪，风寒之邪外侵，阻于皮肤肌肉之间，痹塞不通，此时治疗应标本兼治，选荆防败毒散、桑枝汤等加减祛风通络兼扶正。随着活血化瘀法研究的不断深入，应用时应辨证地选用养血活血，通脉活血，壮阳活血，理气、补气活血之药，常用乌鸡兰活汤、丹栀逍遥散、桃红四物汤、身痛逐瘀汤等。还要根据瘀血轻重选用和血、行血、破血药物。此外，辨证时还要分清标本缓急，急性发作累及有关内脏或出现指趾端湿性或干性坏死，当急治其标，缓慢进展期再治其本。

六、裴正学教授临床病案举例

例 1：刘某，女，46 岁，症见：低热恶寒，身痛肌痛、咳嗽稀痰，气短，皮肤有局限性发硬、齿龈出血，口不渴，大便软，舌红，脉数等症。治则滋阴降火，清热解毒，舒肝理气。

【西医诊断】系统性硬化症。

【中医辨证】肝郁气滞，阴虚火旺。

【治则】舒肝解郁，滋阴清热。

【方药】养阴清肺汤、玉女煎加味：生地 12g，熟地 12g，桔梗 12g，丹皮 6g，浙贝母 15g，牛膝 15g，当归 15g，玄参 10g，金银花 10g，甘草 6g，郁金 10g，泽兰 15g，紫草 10g，夏枯草 10g，赤芍 15g，黄芪 10g，当归 15g，乌梢蛇 10g，地龙 10g，白芍 10g，僵蚕 10g，全蝎 10g。水煎服，一日 1 剂。共 15 剂，口服。

二诊：用药后无不适，诸症好转，守上方，继服 30 剂，患者诸症消失。

例 2：谢某，女，40 岁，2018 年 6 月 5 日初诊，症见：畏寒肢冷，关节疼痛，腰部酸痛，性欲减退，齿摇发落，食欲减退，大便溏薄，局部皮肤（眼睑、面部、手背）多呈粉红色或黑白相间，皮紧、肿胀、坚硬。舌体胖嫩，淡暗，苔灰滞无泽，脉沉细濡。

【西医诊断】进行性系统性硬化症。

【中医辨证】脾肾阳虚。

【治则】温补脾肾。

【方药】加味二仙汤、阳和汤加味：仙茅 10g，仙灵脾 10g，丹参 30g，郁金 15g，桂枝 10g，红花 10g，当归 15g，川芎 10g，赤芍 10g，生地 20g，鸡血藤 30g，熟地 15g，鹿角霜 10g，炒白芥子 10g，肉桂 10g，炮姜炭 10g，炙麻黄 10g，薏苡仁 15g，鹿衔草 10g，红花 6g，炙甘草 6g。水煎服，一日 1 剂。共 14 剂，口服。

二诊：用药后无不适，诸症好转，守上方，继服 30 剂，患者诸症大好，上方剂量加大十倍，研末冲服，9g/次，一日 3 次，随访 4 月未见复发。

七、古今各家学说荟萃

《素问·痹论》"风寒湿三气杂至，合而为痹也……"又曰："……骨痹不已，复感于邪，内舍于肾。筋痹不已，复感于邪，内舍于肝。脉痹不已，复感于邪，内舍于心……皮痹不已，复感于邪，内舍于肺"。可见皮脉筋肌骨之痹，复感外邪，内传脏腑，则引起相应的肺心肝脾肾之痹，还可发展为胞痹、肠痹。如："肠痹者，数饮而出不得，中气喘争，时发飧泄"。在本病的进展期，病变在血管、肌肉间，则称周痹。

《素问·痹论》谓："痹在于骨则重，在于脉则血凝而不流，在于筋则屈不伸，在于肉则不仁，在于皮则寒……"。

《诸病源候论》谓："痹者……其状肌肉顽厚，或疼痛由人体虚，腠理开故受风邪也。……由血气虚，则受风湿，而成此病，久不瘥，入于经络，搏于阳经，亦变身体手足不随"。其中与局限性硬化症接近的有"皮痹"，与系统性硬化症接近的有"风痹"。

《灵枢·周痹》云："周痹者，在于血脉之中，随脉以上，随脉以下，不能左右，各当其所。……风寒湿气，客于分肉之间，迫切而为沫，沫得寒则聚，聚则排分肉而分裂也，分裂则痛，痛则神归之，神归之则热，热则痛解，痛解则厥，厥则他痹发，发则如是。……此内不在藏，而外未发于皮，独居分肉之间，真气不能固，故命曰周痹"。

《素问·痹论》曰："诸痹不已，亦益内也。"说明痹证久客于肌肤，逐渐向内侵袭进展，波及内脏。

现代医家对本病的认识观点不一：

范永升教授认为，皮痹虽证候繁杂，可影响五脏六腑，但以肺为主。因肺主皮毛，肺气亏虚，失却"熏肤充身泽毛，若雾露之溉"的作用，故皮肤失其柔润，变硬如革，干燥，无汗，不能为脾输布水谷精微，治疗以补益肺气为主，方用《永类钤方》中的补肺汤加减。

钱先也认为肺虚是导致本病的主要原因。肺虚，则无力推动血液运行，失于治节，血失流畅，脉道涩滞乃至血瘀；采用补肺清瘀法，方用补肺清瘀颗粒（组方：党参、黄芪、当归、山药、五味子、丹参、牡丹皮、凌霄花、桔梗、桃仁等）治疗25例患者，临床观察显效4例，有效16例。

张庆昌等采用"独取阳明"论治疗硬皮病，脾虚为发病之本，气滞、血瘀、痰凝胶结为发病之标，二者互相影响，导致系统性硬皮病消化道功能异常。治疗以健脾理气为先，通降并用的原则。

杨欢欢参考权政涛的资料认为，本病与肺脾肾3脏有关初病及肺，久病至肾，治当调脾肾为主，活血化瘀为辅，治宜温阳益气、活血通络，用自拟方温阳益气活血汤治疗12例硬皮病患者，取得满意效果。

第十一章 银屑病

一、生理及病理

银屑病是一种遗传与环境共同作用诱发，免疫介导的慢性、复发性、炎症性、系统性疾病，典型临床表现为鳞屑性红斑或斑块，局限或广泛分布，无传染性，治疗困难，常罹患终身。其病因尚未完全清楚。西医认为病因涉及遗传、免疫、环境等多种因素，通过以 T 淋巴细胞介导为主、多种免疫细胞共同参与的免疫反应，引起角质形成细胞过度增殖、关节滑膜细胞与软骨细胞炎症发生。

二、诊断及治疗

（一）临床诊断

西医诊断主要依据皮疹特点（包括皮疹形态、境界和分布等）和病史（包括发病情况、演变及消长规律、伴随症状和治疗反应等），结合既往史和家族史，必要时可借助组织病理和影像学技术（如皮肤镜等）明确诊断。

1. 寻常型银屑病

（1）点滴状银屑病：诊断依据：①起病急，皮疹为 0.3 ~ 0.5cm 大小丘疹、斑丘疹，色泽潮红，覆以鳞屑，广泛分布。②发疹前常有咽喉部链球菌感染病史。③白细胞计数及中性粒细胞比例升高，抗链球菌溶血素 O 升高。④经适当治疗，皮疹在数周内消退，少数转为慢性病程。

（2）斑块状银屑病：最常见的类型，约占 90%。诊断依据：①皮疹基本特点为境界清楚的暗红色斑块或浸润性红斑，上附白色、银白色鳞屑。②查体见"蜡滴现象""薄膜现象""点状出血现象"（Auspitz 征）和"束状发"等。③皮疹好发于头皮、背部和四肢伸侧。④伴或不伴瘙痒。⑤进行期可有同形反应。⑥皮损反复发作，多数冬重夏轻。

2. 脓疱型银屑病

（1）局限性脓疱型银屑病：①掌跖脓疱病：掌跖部位红斑基础上发生脓疱，伴或不伴其他部位银屑病皮损，病理示表皮内中性粒细胞聚集形成脓疱。②连续性肢端皮炎：指（趾）末端发生的红斑、脓疱，常有外伤等诱因，可从 1 个指（趾）逐渐累及多个指（趾），甲脱落、萎缩，病理同掌跖脓疱病。

（2）泛发性脓疱型银屑病：①迅速出现针尖至粟粒大小、淡黄色或黄白色浅在性无菌性小脓疱，密集分布。②片状脓湖，全身分布，肿胀疼痛。③红皮病改变、关节和指（趾）甲损害。④寒战和高热（呈弛张热型）。

3. 红皮病型银屑病

诊断依据：①一般有其他类型银屑病病史。②疾病本身加重或由于用药不当或其他刺激诱发病情急剧加重，发生弥漫性红斑、肿胀和脱屑，皮损大于 90% BSA（人体体表面积）。③有时仍可见寻常型银屑病皮损。④可伴发热等系统症状和低蛋白血症。

4. 关节病型银屑病

诊断依据：①一般有其他类型银屑病病史。②指（趾）关节、四肢大关节或脊柱及骶髂关节肿痛，可有明显"晨僵"现象。③ X 线、核磁共振成像和 B 超等影像学检查示附着点炎，受累关节腔积液、滑膜增厚，严重者出现关节变形、关节腔狭窄或骨质破坏。④ C 反应蛋白升高，红细胞沉降率加快，类风湿因子常阴性，脊柱或骶髂关节受累者 HLA-B27 常阳性。

（二）西医治疗

1. 局部治疗

（1）外用药物治疗：常用于轻度银屑病患者。优点是药物直接作用于皮损，起效快，使用方便，全身不良反应少。缺点是长期使用可出现局部不良反应，皮损泛发者使用不便，患者依从性差异较大。常用外用药物包括润肤剂、保湿剂、维生素 D3 衍生物、维 A 酸类、糖皮质激素、钙调磷酸酶抑制剂、抗人白细胞介素 8（IL-8）单克隆抗体和焦油制剂等。复方制剂可提高疗效、减轻不良反应，便于患者使用，如复方卡泊三醇（卡泊三醇＋倍他米松）、复方丙酸氯倍他索（维 A 酸＋丙酸氯倍他索）及复方他扎罗汀（他扎罗汀＋倍他米松）等。

皮肤屏障功能不全与银屑病的复发密切相关，因此保护皮肤屏障在预防银屑病复发中至关重要。坚持外用含神经酰胺／类神经酰胺的保湿剂能降低银屑病复发率和减轻复发时的严重程度。目前，非药物局部保湿剂是国际公认的治疗银屑病的一种标准化辅助治疗方法。

（2）光疗：紫外线包括长波紫外线（UVA，波长 320 ~ 400nm）、中波紫外线（UVB，波长 290 ~ 320nm）和短波紫外线（UVC，波长 180 ~ 290nm）。临床应用最广泛的是窄谱 UVB（NB-UVB），适用于中重度寻常型银屑病、关节病型银屑病。红皮病型和脓疱型银屑病患者慎用。NB-UVB 治疗方法：首先测定患者的最小红斑量（MED）；初始剂量以 0.5 ~ 0.7MED 照射；每周治疗 3 次。根据患者照射后的反应，递增前次剂量的 10% ~ 20% 或固定剂量（$0.05J/cm^2$ 或 $0.1J/cm^2$）；治疗后如无明显红斑，可递增照射剂量；出现轻度红斑，维持原剂量照射；出现中、重度红斑，待红斑消退可继续治疗，但照射剂量需减前次剂量的 10% ~ 20%；出现痛性红斑或水疱，应暂停治疗并作对症处理。减量：皮疹消退超过 80% 时，可减少至每周 2 次，维持 1 个月，然后每周 1 次，维持 1 个月，最后每 2 周 1 次，维持 2 个月以上，剂量视患者接受照射后的反应和耐受情况减少 15% ~ 25%。总治疗时间需要 4 个月或更长。UVA 联合光敏剂补骨脂素治疗（简称 PUVA）及 308nm 准分子激光和 308nm 滤过紫外线可用于局限性顽固皮损。

2. 全身药物治疗

（1）甲氨蝶呤（MTX）：MTX 对中重度斑块状、关节病型、红皮病型、泛发性脓疱型银屑病均显示较好的疗效，对甲银屑病和掌跖部位银屑病也有疗效。在光疗、光化学疗法和其他系统治疗无效时尤为适用。常用推荐剂量为 5 ~ 25mg/ 周，起始剂量 2.5 ~ 7.5mg/ 周，可单次口服或分 3 次口服（每 12h 服药 1 次，每周连续服药 3 次），每 2-4 周增加 2.5mg，逐渐增加剂量到 15 ~ 25mg/ 周。病情控制后至少维持 1 ~ 2 个月后逐渐减量，每 4 周减 2.5mg，直到最小维持量。MTX 疗效 12 周或 16 周较好，如无明显疗效，则停止治疗改用其他药物治疗。MTX 治疗期间须定期检测血常规、肝肾功能。若连续累积剂量大于 1500mg，须定期检测 III 型前胶原氨基末端肽，预防及监测肝纤维化。使用 MTX 治疗的患者是否补充叶酸目前观点不一，建议补充叶酸者认为可以减少 MTX 的不良反应，不会降低疗效。补充叶酸有两种建议，一是 1 mg 连用 5d，二是 5mg/12h，每周 3 次，在最后 1 次服用 MTX 后 12h 开始服用。

（2）环孢素（CyA）：环孢素对各型银屑病均有效，推荐用于严重患者和其他疗法失败的中重度银屑病患者。环孢素常用推荐剂量为 3 ~ 5mg/（kg·d），可用每日 2 次的给药方法。治疗银屑病的推荐起始剂量一般为 2.5mg/（kg·d），治疗 4 周，接着按每 2 周增加 0.5 ~ 1mg/（kg·d）至最大剂量 5mg/（kg·d）。如果患者服用可以耐受的最大剂量超过 6 周后还没有满意的疗效则必须停药。症状控制后逐渐减量，每 2 周减 0.5 ~ 1mg/（kg·d），直至最低有效剂量维持治疗。环孢素逐渐减量比突然停用复发率低、缓解期长。环孢素停药后病情易反复，常在 2 周至 2 个月内恢复到治疗前的程度，故应小剂量长期维持治疗。

环孢素使用方法：①间歇式短程疗法，短期口服环孢素（12–16 周）至银屑病症状明显改善后停止用药；②持续性长程疗法，CyA 初始剂量为 4mg/（kg·d），当临床症状明显好转或基本治愈后，继续以最低剂量治疗，以维持疗效，维持剂量一般为 3–3.5mg/（kg·d）；③救援疗法，指对于一些重度银屑病患者短期使用环孢素治疗，使环孢素快速发挥其治疗作用，接着用其他药物替代治疗，作为"救援"或"桥接"治疗，主要用于红皮病型银屑病、亚红皮病型银屑病及泛发性脓疱型银屑病的治疗；④交替治疗，为了减少环孢素持续用药治疗的时间和可能的不良反应，可交替使用其他系统药物治疗（如阿维 A、延胡索酸酯、MTX、霉酚酸酯）。对儿童和青少年患者，建议在严重患者用其他药物治疗无效的情况下慎重使用。肾毒性和高血压是被高度关注的不良反应。短期治疗时间 2 ~ 4 个月，长期治疗时间不超过 2 年。

（3）维 A 酸类：主要适用于斑块状、脓疱型和红皮病型银屑病，对关节病型银屑病疗效欠佳。阿维 A 口服常用推荐剂量为 0.5 ~ 1.0mg/（kg·d），最好与食物同服，可加强药物吸收。治疗常用的剂量为 30 ~ 50mg/d。阿维 A 治疗斑块状银屑病的推荐起始剂量为 10 ~ 20mg/d，持续 2 ~ 4 周，逐渐增加至达到皮损明显改善，最大剂量不超过 1.0mg/（kg·d）。维持剂量个体间差异较大，视患者情况而定。联合治疗时，建议剂量低于30mg。育龄期妇女、老年人、儿童及青少年患者慎用，孕妇禁用。

（4）生物制剂：近年来，针对细胞炎症因子的单抗类生物制剂，相继被用于对传统系统药物反应不佳、严重影响生活质量、伴有明显关节症状的中重度银屑病患者的治疗，呈现良好的疗效和安全性。目前用于银屑病临床治疗的生物制剂包括肿瘤坏死因子α拮抗剂（依那西普、英夫利西单抗、阿达木单抗）、IL-12/23拮抗剂（乌司奴单抗）和IL-17A拮抗剂（司库奇尤单抗）。

①依那西普：推荐25mg每周2次或50mg每周1次皮下注射。儿童（4~17岁）用药剂量为每周0.8mg/kg。一般于给药后1~2个月起效，治疗停止后病情仍有继续改善的可能。

②英夫利西单抗：推荐静脉给药5mg/kg，分别在第0、2、6周给药，此后每8周给药1次。一般于给药2周后即可出现疗效，通常于第10周时达到最佳疗效。

③阿达木单抗：推荐起始剂量80mg皮下注射，第2周40mg，以后每2周40mg。治疗后2周即显效，一般于12~16周达到最佳疗效。

④乌司奴单抗：推荐第0和4周，45mg（体重≤100kg）或90mg（体重>100kg）皮下注射，此后每12周重复用药1次，若疗效欠佳，可增加用药剂量或每8周用药1次。

⑤司库奇尤单抗：目前国内正在进行Ⅲ期临床试验。推荐用法：第0、1、2、3、4周300mg皮下注射，之后300mg每月1次维持。

3. 各型银屑病的治疗方案

银屑病治疗方案的选择旨在有效控制疾病、降低药物不良反应和提高患者依从性。在此原则下，针对个体制定基于各种治疗药物或手段的序贯、联合或替换疗法。

（1）点滴状银屑病：主要以外用药或光疗为主。维生素D3衍生物：他卡西醇适用于急性点滴状银屑病，可与弱效或中效糖皮质激素联用或单用，也可与UVB联合。糖皮质激素：可选用弱效或中效糖皮质激素（如氢化可的松／糠酸莫米松／丙酸氟替卡松软膏等），也可与他卡西醇或UVB联合。光疗：优先选择NB-UVB；联合保湿剂、糖皮质激素或维生素D3衍生物疗效更好。部分点滴状银屑病患者与链球菌感染相关，扁桃体切除可能会改善病情、延长缓解期、提高疗效。系统治疗包括抗生素和中医中药等。维A酸类和免疫抑制剂治疗有效，但需慎重。

（2）斑块状银屑病：轻度患者以局部治疗为主，大多能有效控制病情。外用制剂包括维生素D3衍生物、维A酸类、中效或强效糖皮质激素及钙调磷酸酶抑制剂等。局部光疗也可选用。单一用药不良反应明显或疗效不好时，可选择两种或多种药物交替或联合。常用联合方案包括：维生素D3衍生物＋钙调磷酸酶抑制剂、糖皮质激素＋维生素D3衍生物、糖皮质激素＋维A酸类等。中重度患者需系统治疗或光疗。药物包括维A酸类、免疫抑制剂（如MTX、环孢素、雷公藤制剂）和生物制剂等。系统治疗可联合局部用药以提高疗效。皮损广泛者可采用光疗（如NB-UVB或PUVA）。

（3）红皮病型银屑病：需要系统治疗和评估患者的整体情况。药物包括维 A 酸类、MTX、环孢素和生物制剂等。阿维 A 及 MTX 对红皮病型银屑病长期疗效好，但起效较慢，逐渐减量可有效预防复发。病情重、不稳定的患者推荐使用环孢素或生物制剂。一般不推荐局部或系统应用糖皮质激素，除非患者出现严重中毒症状并危及生命。病情严重紧急时应系统用糖皮质激素控制急性炎症，病情控制后逐渐减量至停用。如患者合并发热、低蛋白血症、水电解质紊乱、继发感染和肝功能异常等，应注意监测全身状况，予营养支持、维持水电解质平衡、防治感染及保肝等。同时注意保护心、肾和中枢神经系统等重要脏器或系统的功能。

（4）脓疱型银屑病：泛发性患者可选维 A 酸类、MTX、环孢素和生物制剂等。阿维 A 是泛发性脓疱型银屑病的标准治疗药物，在急性病情控制后逐渐减至小剂量维持。对于重症患者，可选用生物制剂或环孢素作为初始治疗，待病情控制后可改用维 A 酸类或 MTX 维持。糖皮质激素能够快速控制脓疱蔓延、缓解全身症状，但使用须谨慎，建议只在病情特别严重、危及生命，且其他措施疗效不佳或有禁忌的情况下慎重选用。推荐与阿维 A 或免疫抑制剂联合，取得满意疗效后逐渐减量至停用。局部用药以保护为主，脓疱未破时可用炉甘石洗剂减轻肿胀，脓疱破后以清洁皮肤为主。局限性脓疱型银屑病除局部治疗外，也可参考使用系统治疗。

（5）关节病型银屑病：目的是控制炎症、预防关节损伤和失能。应充分评估患者的关节损害类型及严重程度。治疗包括适当休息，避免过度劳累加重关节损伤，鼓励适度关节功能锻炼。系统药物包括非甾体类抗炎药、MTX 和生物制剂等。雷公藤制剂和白芍总苷可减轻关节炎症状。

4. 特殊部位银屑病的治疗

（1）头皮银屑病：累及 45% ~ 80% 的患者，多为首发，也可单独患病。皮损鳞屑较厚，常超出发际，可见"束状发"。煤焦油类、水杨酸类洗发产品有辅助治疗作用。外用糖皮质激素对轻、中、重度患者均有效，推荐中效至强效糖皮质激素，开始每日 2 次，逐渐改为每日 1 次。维 A 酸类和卡泊三醇的疗效次于强效糖皮质激素，但长期使用耐受性好、风险小，是外用糖皮质激素的首选配伍。中重度患者亦可予系统治疗，可选用阿维 A、MTX、环孢素或生物制剂。

（2）甲银屑病：可发生于各型银屑病。90% 的关节病型银屑病患者有甲改变（如点状凹陷、油滴症、甲剥离、甲溶解、甲下角化过度等）。常用强效或超强效糖皮质激素治疗，对甲母质受累所致的甲损害效果较好，每日外用 1 ~ 2 次。卡泊三醇对甲床受累所致的甲损害效果较好。他扎罗汀对甲剥离和甲凹陷疗效较好，需封包以加强疗效，常见不良反应为红斑、局部刺激、脱屑和甲沟炎。甲周注射小剂量曲安奈德对改善甲母质受累所致的甲损害疗效明显。环孢素是治疗甲银屑病效果最好的经典用药。

（3）反向银屑病：皮损累及腋窝、乳房下褶、腹股沟、生殖器和会阴部等皱褶区域。以局部治疗为主，必要时应用物理治疗，一般不采用系统治疗。首选低中效糖皮质激素，维持阶段选更低效的糖皮质激素，并逐渐以维生素 D3 衍生物或钙调磷酸酶抑制剂替代，不主张用强效或超强效糖皮质激素。生殖器部位皮损应选用弱效糖皮质激素（如氢化可的松）及中效或软性糖皮质激素（如糠酸莫米松和丁酸氢化可的松）。钙调磷酸酶抑制剂对黏膜部位损害有效。系统治疗只用于重症或合并其他类型银屑病或病情严重影响患者生活质量时，可选用 MTX、环孢素和维 A 酸类等。

5. 特殊人群银屑病的治疗

（1）儿童银屑病：轻度银屑病患儿通常只需局部治疗，推荐常规使用润肤剂。糖皮质激素应用最广泛。维生素 D3 衍生物也常用于儿童轻、中度银屑病。钙调磷酸酶抑制剂多用于面部、生殖器和皱褶部位，可单用或与糖皮质激素联用。泛发性斑块状或点滴状银屑病和掌跖脓疱病可选用光疗。NB-UVB 对点滴状和小斑块状银屑病比大斑块状银屑病效果好，应注意长期光疗的潜在致癌风险。常用的系统药物包括维 A 酸类、MTX、环孢素和生物制剂。关节病型患儿首选 MTX 或生物制剂。注意必须让监护人了解所选方案可能出现的不良反应及进行长期监测的必要性。

（2）孕妇及哺乳期妇女银屑病：润肤剂和保湿剂是妊娠及哺乳期最安全的基础用药。外用糖皮质激素可酌情选择。孕前至孕期全程小面积使用弱效或中效糖皮质激素相对安全，禁止大面积使用。不建议孕期外用维生素 D3 衍生物。避免在孕早期系统应用糖皮质激素。

（3）老年银屑病：谨慎选择外用糖皮质激素，对于屈侧皮肤，应避免使用刺激性外用药。复方制剂可减少不良反应，提高疗效，用药方便，依从性高。外用药物疗效不佳，且因合并症和相关风险因素不宜应用系统药物者，建议光疗。维A酸类可用于无严重肝肾功能不全的老年患者，需注意甘油三酯升高的风险。而环孢素在老年人中经肾脏排泄减少，应谨慎使用。

三、裴正学教授思维方法

银屑病是西医学病名，相当于中医学的"白疕""松皮癣""干癣""蛇虱"等。中医认为，本病多因素体营血亏虚，血热内蕴，化燥生风，肌肤失养而成。银屑病发病外因主要有风、湿、热、燥、毒五个因素，主要以风邪为主，内治方面则主要以血热、血燥、血虚为主，作为较为常见的内在发病基础。目前中医对银屑病的病因病机的认识也在与时俱进不断丰富、发展。裴正学教授认为其发病原因有感染（细菌、病毒、霉菌）说、变态反应说、自身免疫说、遗传基因说等，但目前尚无定论，有待进一步研究。他认为本病之发生乃风、热、燥相合而成也，故治疗以祛风、清热、凉血为主。裴正学教授常用治疗本病之方药主要有：克银一号方、克银二号方、土地冬车方、麻杏石甘汤、苍术黄柏汤、伸山汤、银屑病新方等。

四、中医辨证分型及方药

结合本病的发病病机，裴正学教授从以下几型对本病进行辨证治疗：

1. 血热风燥证

证见：（见于进行期，炎症为主），皮肤迅速发疹，急剧发展，基底炎症明显。皮疹多呈点滴状或小斑片。新疹不断涌现，皮疹鳞屑较多，但常不能覆盖其基底的红斑，表层容易脱落而露出点滴状出血。患者瘙痒明显，常伴口干舌燥、五心烦热、急燥易怒、大便干结、小便黄赤。舌质绛红，舌苔黄腻。脉弦数或弦滑。

治则：祛风清热凉血。

方药：克银一号方、克银二号方加减：

山豆根 15g，草河车 15g，白鲜皮 15g，土茯苓 30g，忍冬藤 15g，生甘草 6g，板蓝根 15g，威灵仙 15g，玄参 10g，大青叶 15g，连翘 15g，丹参 10g，生地 12g，火麻仁 15g。

2. 气虚血瘀证

证见：（见于静止期，增生为主），病程反复日久，皮损肥厚浸润，呈皮革状。鳞屑较厚常完全覆盖基底的红斑。患者瘙痒感明显。舌质紫暗或可见瘀点、瘀斑。其脉速或沉缓而细。

治则：活血化瘀。

方药：桃红四物汤、桂枝芍药知母汤加减：

桃仁 10g，红花 10g，生地 12g，当归 15g，白芍 10g，川芎 10g，乌梢蛇 10g，蝉蜕 6g，白鲜皮 15g，地肤子 15g，菝葜 20g，桂枝 10g，知母 10g，麻黄 10g，白术 10g，防风 12g，附子 10g（先煎），甘草 6g。

3. 血虚风燥证

证见：（见于退行期，皮肤屏障功能障碍为主），皮疹色淡红，少有新鲜皮疹发出；原有皮疹部分消退。部分皮疹呈钱币状，或融合成大片。皮疹轻度浸润肥厚，表面鳞屑较多，较紧密，与基底的红斑大小相当，患者少有瘙痒或其他明显症状。病程日久，舌质淡红，舌苔淡白，脉缓而沉细。

治则：凉血润燥，清热解毒。

方药：克银二号方加减：

山豆根 15g，草河车 15g，白鲜皮 10g，玄参 10g，大青叶 15g，连翘 15g，丹参 10g，生地 12g，火麻仁 15g，虎杖 15g。

五、裴正学教授用方解析

裴正学教授认为，本病本虚标实，本为久病入络，阴血亏虚，标为风湿火毒滞留肌表而发疮疡。故而本病治则急则治表，缓则治本。常用克银一号方清热解毒凉血，多用于急性期；克银二号方凉血润燥兼清热解毒，多用于静止期或退行期。此外，亦有土地冬车汤，麻杏石甘汤，苍术黄柏汤，伸山汤，银屑病方可加减应用。

注：克银一号方，克银二号方，来自《朱仁康临床经验集》。

（1）克银一号方：山豆根 15g，草河车 15g，白鲜皮 15g，土茯苓 30g，忍冬藤 15g，生甘草 6g，板蓝根 15g，威灵仙 15 克。（口诀：山车白土冬生蓝，克银一号威灵仙。）

（2）克银二号方：山豆根 15g，草河车 15g，白鲜皮 10g，玄参 10g，大青叶 15g，连翘 15g，丹参 10g，生地 12g，麻仁 15 克。（口诀：山车白元大连参，克银二号地麻仁）

（3）土地冬车汤：土茯苓 15g，地肤子 15g，忍冬藤 30g，草河车 10g，苦参 20g，丹皮 6g，生甘草 6g，白鲜皮 15g，白茅根 50g，白蒺藜 30g，防风 12g，威灵仙 10g。

（4）伸山汤：伸筋草 15g，山豆根 10g，山栀子 10g，菝葜 20g，生石膏 30g，当归 15g，制乳香 10g，制乳没 10g，苍术 10g，黄柏 10g，王不留行 15g，威灵仙 10g，土茯苓 12g，僵蚕 10g，全蝎 10g，蜈蚣 1 条。（伸山菝石当乳没，二妙留当威苓虫）

（5）银屑病新方：丹皮 6g，山栀子 10g，大黄 10g，黄连 3g，黄芩 10g，羌活 10g，独活 10g，防风 12g，干姜 6g，柴胡 10g 豆豉 10g，牛蒡子 10g，荆芥 10g，木通 6g，蝉衣 6g，生石膏 30g，甘草 6g，茯苓 10g，泽泻 10g，丹参 20g，乌蛇 6g，白鲜皮 10g，黄芪 30g，土茯苓 12g，生地 12g，当归 10g，玄参 10g，丹参 30g。

（6）苍术黄柏汤：苍术 10g，黄柏 10g，独活 10g，桑寄生 10g，赤小豆 10g，晚蚕砂 10g，木瓜 10g，臭梧桐 10g，汉三七 10g（冲），土茯苓 15g，丹皮 10g，丹参 20g，虎杖 10g。（口诀：苍术黄柏独寄豆，晚瓜臭汉土丹虎）

（7）白元连地汤：土茯苓 15g，地丁 20g，白藓皮 20g，苦参 10g，连翘 10g，莪术 10g，当归 10g，赤芍 10g，生地 12g，丹参 20 克。（白元连土地，莪术四物丹）。

（8）三味消土方：金银花 15g，连翘 15g，紫花地丁 15g，蒲公英 15g，土茯苓 15g，白藓皮 15g，白蒺藜 30g，生地黄 12g，地肤子 15g，防风 10g，草薢 10g，赤芍 10g，牡丹皮 6g，甘草 6g，蝉蜕 6g。

（9）另有麻杏石甘汤、桃红四物汤、裴氏五味消毒饮等均可加减使用。

六、裴正学教授临床病案举例

例1：吴某，男，40岁。右上肢及头颈部剧痒伴脱屑1月余。右上肢伸侧及头颈部有数个黄豆大小的红色斑丘疹伴剧痒，大部分表面覆有银白色鳞屑，除鳞屑外，基底有轻度红晕，少数基底部有针头大小之出血点。大便干结，烦躁失眠。舌红苔黄，脉弦数。

【西医诊断】银屑病。

【中医辨证】血热风燥证。

【治则】清热解毒祛风。

【方药】克银一号方，克银二号方加减。

【药用】山豆根15g，草河车15g，白蒺藜30g，白鲜皮20g，土茯苓12g，忍冬藤15g，甘草6g，板蓝根15g，威灵仙12g，玄参10g，大黄6g，火麻仁10g，水煎服，每日1剂。服上药10剂后便干、烦躁减轻，右上肢及头面部丘疹颜色有所减退，上方去大黄、火麻仁，加连翘15g，大青叶15g，继服20余剂，诸症明显缓解。

例2：赵某，男，39岁，患银屑病10余年，百医无效，患者全身泛发银屑病灶，上覆白屑，周边红而出血附感染的浊痂渗出，剧痒兼痛，夜不能眠，心情烦躁，舌红苔黄，脉滑。

【西医诊断】银屑病。

【中医辨证】血虚风燥证。

【治则】清热解毒，凉血润燥。

【方药】三味消土方加减：金银花 10g，连翘 15g，蒲公英 15g，败酱草 15g，紫花地丁 15g，土茯苓 10g，白鲜皮 10g，白蒺藜 10g，白蔹 10g，地肤子 10g，生地 12g，防风 12g，萆薢 10g，赤芍 10g，丹皮 10g，甘草 6g，蝉衣 6g，乌蛇 9g，苦参 20g，夜交藤 10g，紫草 30g，蜈蚣 2 条。水煎服，一日 1 剂。十剂后患者诸证好转，未见新发病灶发生，继续前方服 2 月，皮疹逐渐消退，未见复发。嘱患者在服药期间尽量避免感冒、饮酒及进食高蛋白饮食，以防诱发。

例 3：张某，男，44 岁。因"四肢皮肤红斑、脱屑、瘙痒，全身疼痛 2 月余"就诊：查体见患者四肢皮肤红斑，上覆白色鳞屑，患处皮肤瘙痒，全身关节疼痛，舌红苔白，脉沉细：

【西医诊断】银屑病。

【中医辨证】气滞血瘀证。

【治则】活血化瘀。

【方药】桃红四物汤，桂皮芍药品知母汤加减：桃仁 10g，红花 6g，当归 10g，白芍 30g，川芎 6g，生地黄 12g，桂枝 10g，知母 20g，生姜 6g，甘草 6g，防风 10g，麻黄 10g，白术 12g，仙茅 10g，仙灵脾 10g，党参 10g，丹参 20g，郁金 6g，水煎服，一日 1 剂，共 15 剂，口服。

二诊：皮肤新红斑，脱屑减少，精神好转，舌红，苔白，脉沉。在前方基础上加砂仁 6g，防风 10g，羌活 10g，独活 10g，白鲜皮 30g，地肤子 15g。一日 1 剂，水煎服，共 15 剂，口服。

三诊：皮肤鳞屑减少，瘙痒消失，关节疼痛消失，舌红苔白，脉沉。前方基础鳞屑减少，瘙痒消失，关节疼痛，舌红，苔白，脉沉。前方基础上加附子6g，潞党参15g，北沙参15g，太子参15g，人参须15g，山萸肉30g，以此方标本兼治，服30剂。后随访患者，病情未见反复。

七、古今各家学说荟萃

《外科大成》首次提出了"白疕"的病名，中医学文献记载还有"松皮癣""干癣""蛇虱""白壳疮"等病名。《诸病源候论》"干癣，但有匡郭，皮枯索痒，搔之白屑出是也"。描述了银屑病白屑层起的症状。

《诸病源候论》："皆是风湿邪气，客于腠理，复值寒湿，与血气相搏所生。若其风毒气多，湿气少，故风沉入深，故无汗，为干癣也"。提出本病是以湿邪、风邪，寒邪等外因为主的发病观点。

《外科秘录》："白壳疮，生于手臂居多，或有生于身上者，亦顽癣之类也。此疮皆白壳，无他异耳，故皆以白壳名之。……皆由毛窍受风湿之邪，皮肤无气血之润，毒乃伏之而生癣矣。"说明本病是外受风湿，邪毒伏于肌肤而发。

《医学入门》："疥癣，皆因血分热燥，以致风毒克于皮肤，浮浅者为疥，深沉者为癣"。以上论述可知疥癣的发病是机体血分发生了变化。

许多医家根据银屑病患者不同临床表现及结合个人经验，运用辨证分型治疗本病，取得显著疗效。

陈明岭认为在辨病的基础上，还应侧重于皮损局部辨证，皮损局部辨证是中医皮肤病辨证的一大特色，具体到该病的各个时期，重点抓辨证要点。将银屑病分为风热型、血热型、血瘀型、血燥型四个证型。

沈懿以中医理论为指导，将68例银屑病患者分型并用中药方剂治疗之，予风热型患者消风散加减（野菊花、桑叶、牡丹皮、苦参、蝉衣、白鲜皮各9g，金银花12g，白花蛇舌草30g）。结果治愈42例，好转21例，无效5例。在42例治愈中平均治愈时间为69d，发病时间较短者（如风热型）一般迅速收效。

史雅仙将血热型银屑病患者随机分为两组各30例，予治疗组凉血消银汤（露蜂房6g，连翘、板蓝根、槐花、首乌藤、白鲜皮、土茯苓各30g，丹参、赤芍、白茅根、紫草各15g，生地、鸡血藤各20g，牡丹皮、白芍各10g），治疗组总有效率93.3%，高于仅服用中成药胶囊的对照组。

刘国海等将180例血瘀型银屑病患者随机分为两组，两组患者均静脉注射250 mL甘利欣，试验组再加活血逐瘀汤（桃仁、红花、三棱、莪术、生地、赤芍、川芎、牡丹皮、紫草、当归、何首乌各10g，土茯苓30g、甘草9g），结果显示试验组和对照组的有效率分别为78.8%和58.9%，差异有统计学意义（P < 0.01）。

周德瑛等将82例血燥型寻常型银屑病患者随机分为两组，两组均外用5%水杨酸软膏，对照组服用消银解毒饮（院内制剂），药物组成为水牛角、生地黄、赤芍、板蓝根、虎杖、蚤休、白鲜皮、苦参、土茯苓、全蝎等，治疗组在本方基础上加养血润肤之品（制首乌、当归、鸡血藤、白术、茯苓）。结果治疗组总有效率为 80.77%，大于对照组 63.33%。

白彦萍等将 60 例寻常型银屑病患者随机分为两组，均服用中药方剂（血热型药物组成为赤芍、紫草、白茅根、茜草根、生地、牡丹皮、土茯苓、白花蛇舌草、白英；血瘀型为丹参、鸡血藤、桃仁、红花、莪术、露蜂房、土贝母、夏枯草等；血燥型处方为生地、当归、元参、赤白芍、土茯苓、白花蛇舌草、天花粉等），予治疗组中药普连膏外用，主要成分为黄芩、黄柏；予对照组皮质类固醇激素药膏。结果治疗组总有效率 92% 大于对照组 65.85%。

王建湘等治疗血虚型银屑病，拟 2 号药浴（大黄、生地、当归、鸡血藤、刺五加、地骨皮、七叶一枝花、徐长卿、刺蒺藜、杭白菊、威灵仙、楮桃叶、侧柏叶、丹参、花椒），结果治愈 34 例，好转 56 例，有效率为 80.4%。